国家卫生健康委员会"十三五"规划教材配套教材

全国高等学校配套教材

供基础、临床、预防、口腔医学类专业用

U0292334

系统解剖学
实习指导

第3版

主　编　刘学政　丁文龙

副主编　阎文柱　李　锋　高　艳　王亚云

人民卫生出版社

图书在版编目(CIP)数据

系统解剖学实习指导 / 刘学政,丁文龙主编 . —3版 . —北京:人民卫生出版社,2019

全国高等学校五年制本科临床医学专业第九轮规划教材配套教材

ISBN 978-7-117-28805-7

Ⅰ.①系… Ⅱ.①刘… ②丁… Ⅲ.①系统解剖学 – 医学院校 – 教学参考资料 Ⅳ.①R322

中国版本图书馆 CIP 数据核字(2019)第 178464 号

人卫智网	www.ipmph.com	医学教育、学术、考试、健康, 购书智慧智能综合服务平台
人卫官网	www.pmph.com	人卫官方资讯发布平台

系统解剖学实习指导
第 3 版

主　　编:刘学政　丁文龙
出版发行:人民卫生出版社(中继线 010-59780011)
地　　址:北京市朝阳区潘家园南里 19 号
邮　　编:100021
E - mail:pmph @ pmph.com
购书热线:010-59787592　010-59787584　010-65264830
印　　刷:三河市尚艺印装有限公司
经　　销:新华书店
开　　本:787×1092　1/16　印张:15
字　　数:394 千字
版　　次:2011 年 11 月第 1 版　2019 年 10 月第 3 版
　　　　　2019 年 10 月第 3 版第 1 次印刷(总第 3 次印刷)
标准书号:ISBN 978-7-117-28805-7
定　　价:35.00 元
打击盗版举报电话:010-59787491　E-mail:WQ @ pmph.com
(凡属印装质量问题请与本社市场营销中心联系退换)

编 者

（以姓氏笔画为序）

丁文龙　上海交通大学医学院
马　晶　哈尔滨医科大学
王　磊　河北医科大学
王亚云　空军军医大学
文小军　新乡医学院
左中夫　锦州医科大学
付升旗　新乡医学院
刘　芳　海军军医大学
刘凤霞　新疆医科大学
刘学政　锦州医科大学
刘海岩　吉林大学基础医学院
孙　俊　昆明医科大学
孙晋浩　山东大学基础医学院
李　锋　上海交通大学医学院
李洪鹏　中国医科大学
杨向群　海军军医大学
何宏文　中山大学光华口腔医学院

张红旗　复旦大学上海医学院
张晓明　浙江大学医学院
阿地力江·伊明　新疆医科大学
陈明峰　上海交通大学医学院
陈雪梅　郑州大学医学院
欧阳宏伟　浙江大学医学院
高　艳　首都医科大学
黄学应　安徽医科大学
黄菊芳　中南大学湘雅医学院
阎文柱　锦州医科大学
曾瑞霞　锦州医科大学
臧卫东　郑州大学医学院
廖　华　南方医科大学
廖燕宏　华中科技大学同济医学院
熊　鲲　中南大学湘雅医学院
樊　平　河北医科大学

　　《系统解剖学实习指导》(第3版)是国家卫生健康委员会"十三五"规划教材《系统解剖学》(第9版)的配套教材,目的是使任课教师和实验技术人员在教学过程中可根据实验目的和要求来准备实验用品和指导学习,使学生在实验课上按要求和步骤等进行操作。本教材可供临床医学、儿科、口腔、预防、影像、麻醉、护理等专业的专科生、本科生、研究生以及临床医生等学习使用。

　　系统解剖学是一门最基本的医学基础课程,与临床医学的关系十分密切,大量的医学名词来自解剖学。系统解剖学属于形态科学,而形态科学的最显著特征就是形象性和直观性。因此,系统解剖学的实验教学在整个教学过程中就显得尤为重要,是必不可少的教学环节。在系统解剖学的教学过程中,理论和实验教学构成了完整的教学体系。实验教学和理论教学的紧密结合对于完成教学目标、保证教学质量起着十分重要的协同与互补作用。实验教学要求学生在上课前要认真预习,实验观察时要严肃认真、一丝不苟,分析结果时要实事求是,还要求学生结合理论课的内容养成勤于动脑、独立思考的习惯,培养分析问题和解决问题的能力。教师应根据实习指导的内容帮助学生解决出现的问题和遇到的困难。

　　《系统解剖学实习指导》是在实验课上供教师教学和学生学习的指导教材。本教材由两部分组成,第一部分为实习指导的基础部分,包括了实验的目的要求、实验用品、观察内容、观察结果和作业练习等,其章节编排基本上与《系统解剖学》(第9版)相同。除了上述基本内容外,在本部分里还增加了"表面解剖学"的基础内容以及八个附表,即"全身肌肉的名称、起止点、作用和神经支配表""全身动脉分支表""全身重要动脉的体表标志、压迫止血部位和范围""全身静脉回流表""全身淋巴引流表""脊神经分支表""脑神经分支表"和"内脏神经系统的组成",以利于学习者的学习和记忆。第二部分为应用部分,主要介绍了一些与解剖学联系密切的临床应用技术和知识,其中包括"体格检查""常用注射方法""正常心脏瓣膜的听诊""脉搏、血压的测量及动脉加压止血法""常用穿刺技术""导尿及妇产科骨盆测量""影像解剖学"和"中枢神经系统疾病案例分析"共八章。

　　由于本教材是主教材的配套教材,因此在编写风格和内容上与主教材保持一致,同时它还是主教材的延伸和补充,侧重于解剖结构的辨认和观察,侧重于标本观察方法的介绍。第3版以《系统解剖学实习指导》(第2版)为基础,力求达到突出重点,简明扼要,脉络清晰,结合实践,适用性强。主要修订内容:①在保留上一版整体框架的基础上,为和主教材章节次序一致,对个别实验次序进行了调整;②对个别图表进行了修改,以使结构关系更清晰;③结合现阶段对疾病的认识,对临床新进展部分内容进行了修改;④对上一版文字、数据进行了订正。

　　参加本教材编写的编者大多为《系统解剖学》(第9版)的编者,来自全国21所医学院校。这些教师均来自教学一线,他们熟悉系统解剖学实验教学的情况,教学经验丰富。在这些编者中,既有全国知名的老专家教授，又有年富力强的中青年教师。本书在编写过程中，还得到了解剖学界许多专家、教授、实验技术人员的支持，在此表示衷心感谢！对上一版编委的辛勤工作表示诚挚敬意！

　　由于编者的水平所限，疏漏错误之处在所难免。恳请读者提出宝贵的意见和建议，以便在今后的修订中不断完善。

刘学政

2019 年 9 月

目　录

第一篇 基 础 部 分

运 动 系 统

运动系统由骨、关节和骨骼肌构成,约占成人体重的 60%。全身各骨借关节相连形成骨骼,构成人体的支架,赋予人体基本形态、支持体重、保护内脏,如颅保护脑,胸廓保护心、肺、肝、脾等器官。骨骼肌附着于骨,在神经系统的支配下有序地收缩和舒张,收缩时,以关节为支点牵引骨改变位置和角度,产生运动。在运动过程中,骨起着杠杆作用,关节为运动的枢纽,骨骼肌为运动的动力器官。因此骨和关节是运动系统的被动部分,骨骼肌是运动系统的主动部分。

第一章

骨 学

第一节 总 论

骨分为颅骨、躯干骨和四肢骨。全身各骨以不同形式连接构成骨骼,支持体重,保护内脏,维持体姿,赋予人体基本形态,并为骨骼肌提供了广阔的附着点。骨还是重要的造血器官,并储存体内的钙、磷等矿物质。

［目的要求］

（一）掌握内容
骨的分类、形态、构造和功能。
（二）了解内容
骨的化学成分、物理性质、发生和发育。

1

[实验用品]

(一) 脱钙骨标本(腓骨或肋骨)
(二) 煅烧骨标本(椎骨)
(三) 游离长骨(股骨、肱骨)、短骨(腕骨、跗骨)、扁骨(顶骨、肋骨)和不规则骨(椎骨、髋骨)标本
(四) 长骨、短骨和扁骨纵切面标本
(五) 胎儿透明骨标本

[观察内容]

(一) 骨的分类
　　成人有 206 块骨,可分为颅骨、躯干骨和四肢骨三部分,前二者也称为中轴骨。按形态,骨可分为 4 类:
　　1. 长骨　观察股骨,或肱骨及其纵切面等标本,观察结构包括骨干、髓腔、滋养孔、骺、关节面、干骺端、骺软骨、骺线。
　　2. 短骨　观察腕骨和跗骨标本。
　　3. 扁骨　观察颅盖骨(如顶骨)和肋骨等标本。
　　4. 不规则骨　观察椎骨、髋骨等标本,包括含气骨(如上颌骨)及籽骨(如髌骨)。

(二) 骨的构造
　　骨由骨质、骨膜和骨髓构成。观察股骨和扁骨纵切面标本;观察新鲜猪腿骨及其纵切面标本。
　　1. 骨质　骨密质、骨松质、骨小梁、板障、内板和外板。
　　2. 骨膜　骨(外)膜、骨内膜。
　　3. 骨髓　红骨髓、黄骨髓。
　　4. 骨的血管、淋巴管和神经
　　(1) 血管:长骨的动脉包括滋养动脉、干骺端动脉、骺动脉及骨膜动脉。
　　(2) 淋巴管:骨膜淋巴管丰富,但需在淋巴管内注射颜料显色后才能观察到。
　　(3) 神经:伴滋养血管进入骨内,分布到中央管 Haversian canal 的血管周隙中,主要为内脏传出纤维,分布到血管壁;躯体传入纤维则多分布于骨膜。由于神经纤细,肉眼难以辨认,常需要放大镜辅助才能观察到。

(三) 骨的化学成分和物理性质
　　骨由有机质和无机质组成。有机质主要是胶原纤维束和黏多糖蛋白等,构成骨的支架,赋予骨弹性和韧性。无机质主要是碱性磷酸钙,使骨坚硬挺实。
　　1. 观察脱钙的腓骨或肋骨标本　该骨经酸腐蚀后已去除无机质,仅保留有机质,柔软有弹性,但仍具原骨形状。
　　2. 观察煅烧的椎骨标本　该骨经煅烧后,已去除有机质,虽形状不变,但脆而易碎。

(四) 骨的发生和发育(观察胎儿透明骨标本)
　　骨发生于中胚层的间充质,自胚胎第 8 周开始,间充质或先呈膜状,在膜的基础上继续骨化,称膜化骨;或先发育成软骨,继续骨化,称软骨化骨。
　　1. 膜化骨　观察胎儿透明扁骨标本,如颅骨等。观察内容包括初始化骨部位,即骨化中心,由

此向外呈放射状增生,形成海绵状骨质。新生骨质周围的间充质膜即成为骨膜。骨膜下的成骨细胞产生新骨使骨不断加厚;骨化中心边缘不断产生新骨质,使骨不断加宽。同时,破骨细胞将已形成的骨质按计划进行破坏与吸收,成骨细胞再进行改造和重建,最终塑造为成体骨形态,如颅盖骨和面颅骨等。

2. 软骨化骨 观察胎儿长、短骨和不规则骨透明骨标本。以长骨为例,间充质内先形成软骨雏形,软骨外周间充质形成软骨膜,膜下部分细胞分化为成骨细胞。围绕软骨体中部产生的骨质称骨领。骨领处原来的软骨膜即成为骨膜。骨领生成的同时,有血管侵入软骨体中央,间充质跟随进入,形成红骨髓。间充质细胞分化为成骨细胞与破骨细胞,此处即称原发骨化中心(初级骨化中心)。中心被破骨细胞破坏形成骨髓腔。胎儿出生前后,长骨骺处出现继发骨化中心(次级骨化中心)。骨膜、原发骨化点和继发骨化中心不断造骨,分别形成骨干与骺,二者间有骺软骨。继之,外周骨膜不断造骨,使骨干不断加粗;髓腔内造骨、破骨与重建使骨髓腔逐渐扩大;骺软骨增长和骨化促使骨不断加长。近成年时,骺软骨停止增长,全部骨化,骨干与骺之间遗留骺线(在 X 射线下显影,密度增强)。形成关节面部分的软骨保留成为关节软骨,终生不骨化。

[观察结果]

(一) 存在问题
(二) 如何解决
(三) 实验评价

[作业练习]

1. 了解脱钙骨标本制作的原理及方法。
2. 了解煅烧骨标本制作的原理及方法。
3. 了解胎儿透明骨标本制作的原理及方法。

第二节 中 轴 骨

[目的要求]

(一) 掌握内容
1. 椎骨的一般形态和各部椎骨的特征。
2. 肋的形态结构。
3. 胸骨的形态结构。
4. 躯干骨的重要骨性标志:第 7 颈椎棘突、胸椎及腰椎棘突、胸骨颈静脉切迹、胸骨角、肋弓、剑突、骶管裂孔、骶角。
5. 颅的组成,脑颅与面颅诸骨的名称和位置。
6. 蝶骨、颞骨、筛骨、下颌骨和上颌骨的形态结构。
7. 颅的前面观、侧面观和颅底内面观的形态结构。

8. 眶腔、骨性鼻腔及骨性口腔的位置及形态结构。

9. 鼻旁窦的位置、开口及临床意义。

10. 颅骨的骨性标志:眉弓、眶上缘、颧弓、枕外隆凸、乳突、下颌角、顶结节、舌骨。

(二) 了解内容

1. 颅的顶面观、外面观和后面观的形态结构。

2. 新生儿颅的特征及生后变化。

[实验用品]

(一) 游离椎骨标本

(二) 串连骨架标本

(三) 整颅标本

(四) 分离颅骨标本

(五) 颅骨正中矢状切面标本

(六) 颅骨水平断面标本

(七) 颅骨冠状断面标本(可观察鼻旁窦)

(八) 骨性鼻旁窦标本

(九) 新生儿颅骨标本

[观察内容]

(一) 躯干骨

1. 椎骨(观察各部椎骨标本) 幼年时椎骨为 32 或 33 块,分为颈椎 7 块,胸椎 12 块,腰椎 5 块,骶椎 5 块,尾椎 3~4 块。成年后 5 块骶椎融合成 1 块骶骨,3~4 块尾椎融合成 1 块尾骨。

(1) 椎骨的一般形态

1) 椎体:椎孔、椎管。

2) 椎弓:椎弓根、椎弓板、椎间孔、棘突(1 个)、横突(2 个)、上关节突(2 个)、下关节突(2 个)。

(2) 各部椎骨的主要特征

1) 胸椎:椎体自上向下逐渐增大,横断面呈心形,其两侧面上、下缘分别有上、下肋凹,与肋头相关节。横突末端前面,有横突肋凹与肋结节相关节。第 1 胸椎和第 9 以下各胸椎的肋凹不典型。胸椎关节突的关节面几呈冠状位,上关节突的关节面朝向后,下关节突的关节面则朝向前。胸椎棘突较长,向后下方倾斜,呈叠瓦状排列。

第 1 胸椎:棘突粗大并水平向后,椎体上有一圆形的全肋凹和一半圆形的下肋凹。

第 9 胸椎:可能出现下半肋凹缺如。

第 10 胸椎:只有一个上肋凹。

第 11、12 胸椎:各有一个全肋凹,横突上无肋凹。

2) 颈椎:椎体较小,横断面呈椭圆形。上、下关节突的关节面几呈水平位。第 3~7 颈椎体上面侧缘向上的突起称椎体钩。椎体钩与上位椎体下面的两侧唇缘相接,形成钩椎关节,又称 Luschka 关节。颈椎椎孔较大,呈三角形,其横突上有孔,称横突孔,有椎动脉、椎静脉通过。第 6 颈椎横突末端前方结节特别隆起,称颈动脉结节,颈总动脉经其前方通过。第 3~6 颈椎的棘突较短,末端分叉。

第 1 颈椎（寰椎）：呈环状，无椎体、棘突和关节突，由前弓、后弓及侧块组成。前弓较短，后面正中有齿突凹，与枢椎齿突相关节。侧块连接前、后两弓，上面各有一椭圆形关节面，与枕髁相关节；下面有圆形关节面与枢椎上关节面相关节。后弓较长，上面有横行的椎动脉沟，沟内有椎动脉通过。

第 2 颈椎（枢椎）：椎体向上伸出齿突，与寰椎齿突凹相关节。齿突原为寰椎椎体，在进化过程中脱离寰椎而与枢椎体融合。

第 7 颈椎（隆椎）：棘突长，末端不分叉，活体上易于触及，常作为计数椎骨序数的标志。

3）腰椎：椎体粗大，横断面呈肾形；椎孔呈卵圆形或三角形；上、下关节突粗大，关节面几呈矢状位；棘突宽而短，呈板状水平伸向后方，各棘突间的间隙较宽，临床上可在此行腰椎穿刺术。在 5 块腰椎中，第 3 腰椎横突最长；第 5 腰椎椎体最大，棘突最小，横突粗而短。

4）骶骨：岬、骶前孔、骶正中嵴、骶后孔、骶管、骶管裂孔、骶角、骶粗隆。

5）尾骨：由 3~4 块退化的尾椎融合而成，上接骶骨，下端游离为尾骨尖。

2. 胸骨（观察胸骨标本） 胸骨柄、颈静脉切迹、锁切迹、胸骨角、胸骨体、剑突。

3. 肋（观察肋标本） 真肋（1~7 肋）、假肋（8~10 肋）、浮肋（11~12 肋）、肋弓。

（1）肋骨 肋头、肋颈、肋结节、肋体、肋沟、肋角。

（2）肋软骨

4. 内容解释

肋骨的辨别：第 1 肋骨扁宽且短，分上、下面和内、外缘，无肋角和肋沟。近内缘处的上面前份有前斜角肌结节，为前斜角肌附着处。其前、后方分别有锁骨下静脉沟和锁骨下动脉沟。第 2 肋骨为过渡型。第 11、12 肋骨无肋结节、肋颈及肋角，游离端呈尖状。

（二）颅骨

1. 脑颅骨（8 块） 观察脑颅各骨标本。

（1）额骨（1 块）

1）额鳞：额窦。

2）眶部

3）鼻部：筛切迹。

（2）筛骨（1 块）

1）筛板：筛孔、鸡冠。

2）垂直板

3）筛骨迷路：筛窦、上鼻甲、中鼻甲、钩突、眶板。

（3）蝶骨（1 块）

1）体：蝶窦、蝶鞍、垂体窝。

2）大翼：大脑面、眶面、颞面、圆孔、卵圆孔、棘孔。

3）小翼：视神经管、眶上裂、前床突。

4）翼突：内侧板、外侧板、翼管。

（4）枕骨（1 块） 枕骨大孔。

1）基底部

2）枕鳞

3）侧部：枕髁。

（5）颞骨（2块）

1）鳞部：脑回压迹、脑膜中动脉沟、颧突、颧弓、下颌窝、关节结节。

2）鼓部

3）岩部（锥体）：三叉神经压迹、弓状隆起、鼓室盖、内耳门、内耳道、颈动脉管外口、颈动脉管、颈动脉管内口、颈静脉窝、颈静脉孔、茎突、乳突、乳突小房、茎乳孔。

（6）顶骨（2块）

2. 面颅骨（15块）　观察面颅各骨标本。

（1）下颌骨（1块）

1）下颌体：上、下缘；内、外面；下颌底、牙槽弓、颏隆凸、颏孔、颏棘、二腹肌窝、下颌舌骨肌线。

2）下颌支：冠突、髁突、下颌切迹、下颌头、下颌颈、下颌角、下颌孔、下颌小舌、咬肌粗隆、翼肌粗隆。

（2）舌骨（1块）：体、大角、小角。

（3）犁骨（1块）

（4）上颌骨（2块）

1）上颌体：上颌窦；前面、颞下面、眶面、鼻面；眶下孔、尖牙窝、牙槽孔、眶下沟、眶下管、上颌窦裂孔、泪沟。

2）额突

3）颧突

4）牙槽突

5）腭突

（5）腭骨（2块）：水平板、垂直板。

（6）鼻骨（2块）

（7）泪骨（2块）

（8）下鼻甲（2块）

（9）颧骨（2块）

3. 颅的整体观　观察完整颅骨的水平切、矢状切及整颅标本。

（1）颅顶外面观：顶结节、冠状缝、矢状缝、人字缝、顶孔。

（2）颅后面观：人字缝、枕鳞、枕外隆凸、上项线、下项线。

（3）颅顶内面观：脑沟压迹、脑回压迹、脑膜中动脉沟及其分支压迹、上矢状窦沟、蛛网膜粒压迹。

（4）颅底内面观

1）颅前窝：额嵴、盲孔、鸡冠、筛板、筛孔。

2）颅中窝：蝶骨体、垂体窝、视神经管、前床突、鞍结节、鞍背、后床突、蝶鞍、颈动脉沟、破裂孔、颈动脉管内口、圆孔、卵圆孔、棘孔、脑膜中动脉沟、鼓室盖、三叉神经压迹。

3）颅后窝：枕骨大孔、斜坡、舌下神经管内口、枕内隆凸、横窦沟、乙状窦沟、颈静脉孔、内耳门。

（5）颅底外面观：牙槽弓、骨腭、腭中缝、切牙孔、切牙管、腭大孔、鼻后孔（2个）、枕髁、舌下神经管外口、颈静脉孔、颈动脉管外口、茎突、茎乳孔、下颌窝、关节结节、破裂孔、卵圆孔、棘孔、咽结节。

（6）颅侧面观：外耳门、乳突、颧弓、颞窝、颞下窝、颞线、翼点。

1）颞下窝：为上颌体和颧骨后方的不规则间隙，容纳咀嚼肌和血管神经等，向上与颞窝通连。窝的前壁为上颌体和颧骨，内侧壁为翼突外侧板，外侧壁为下颌支，下壁与后壁空缺。此窝向上借卵圆孔和棘孔与颅中窝相通，向前借眶下裂通眶，向内侧借上颌骨与蝶骨翼突之间的翼上颌裂通翼腭窝。

2）翼腭窝：为上颌体、蝶骨翼突和腭骨之间的狭窄间隙，深藏于颞下窝内侧，内有神经和血管经过。此窝向外通颞下窝，向前借眶下裂通眶，向内借腭骨与蝶骨围成的蝶腭孔通鼻腔，向后借圆孔通颅中窝，借翼管通颅底外面，向下移行于腭大孔，继经腭大孔通口腔。

（7）颅前面观

1）额区：眉弓、眉间。

2）眶

底（眶口）：眶上孔（眶上切迹）、眶下孔。

尖：视神经管口。

上壁：泪腺窝。

内侧壁：泪囊窝、鼻泪管。

下壁：眶下裂、眶下沟、眶下孔。

外侧壁。

3）骨性鼻腔

顶：主要由筛板构成，有筛孔通颅前窝。

底：为骨腭，前端有切牙管通口腔。

外侧壁：上、中、下鼻甲；上、中、下鼻道；蝶筛隐窝；蝶腭孔；筛泡。

内侧壁：为骨性鼻中隔，由筛骨垂直板和犁骨构成。

前：梨状孔（1个）。

后：鼻后孔（2个）。

4）鼻旁窦：开口于鼻腔。

额窦：开口于中鼻道前部。

筛窦（筛小房）：分前、中、后筛窦，前、中筛窦开口于中鼻道，后筛窦开口于上鼻道。

蝶窦：开口于蝶筛隐窝。

上颌窦：借上颌窦裂孔开口于中鼻道。

5）骨性口腔：由上颌骨、腭骨及下颌骨围成。顶即骨腭，前壁及外侧壁由下颌骨和上颌骨的牙槽突围成。

4. 新生儿颅的特征及生后的变化 观察新生儿及胎儿的整颅标本：前囟（额囟）、后囟（枕囟）、蝶囟、乳突囟。

［观察结果］

（一）存在问题

（二）如何解决

（三）实验评价

[作业练习]

1. 绘制颈椎、胸椎、腰椎、骶骨、胸骨和肋骨简图。
2. 绘制颅骨前面观、侧面观以及游离下颌骨简图。

第三节 附 肢 骨

[目的要求]

(一) 掌握内容

1. 上肢骨的组成、排列和分部。
2. 肩带骨的位置及形态结构。
3. 肱骨、前臂骨(桡骨、尺骨)的位置及形态结构。
4. 腕骨的排列顺序。
5. 上肢骨的骨性标志：锁骨、肩峰、肩胛骨下角、肱骨内上髁、肱骨外上髁、尺骨鹰嘴、桡骨茎突、尺骨茎突、豌豆骨、掌骨头。
6. 下肢骨的组成、排列和分部。
7. 髋骨的位置及形态结构。
8. 股骨、小腿骨(胫骨、腓骨)的位置及形态结构。
9. 跗骨的位置排列。
10. 下肢骨的骨性标志：髂嵴、髂结节、髂前上棘、髂后上棘、坐骨结节、耻骨结节、大转子、腓骨头、胫骨粗隆、胫骨前缘、髌骨、内踝、外踝、跟骨结节、第5跖骨粗隆。

(二) 了解内容

1. 手骨的分部和各骨的形态结构。
2. 足骨的分部及其各骨的位置及形态结构。

[实验用品]

(一) 游离上、下肢骨标本
(二) 骨架

[观察内容]

(一) 上肢骨

1. 上肢带骨 观察锁骨和肩胛骨标本。
(1) 锁骨：胸骨端、肩峰端。
(2) 肩胛骨：肩胛下窝、肩胛冈、冈上窝、冈下窝、肩峰、喙突、脊柱缘(腋缘)、上角(平第2肋)、下角(平第7肋)、外侧角(关节盂)、盂上结节、盂下结节、肩胛切迹。

2. 自由上肢骨 观察肱骨、桡骨、尺骨及手骨标本。

（1）肱骨：肱骨头、解剖颈、大结节、小结节、大结节嵴、小结节嵴、结节间沟、外科颈、三角肌粗隆、桡神经沟、肱骨小头、滑车、冠突窝、桡窝、鹰嘴窝、外上髁、内上髁、尺神经沟。

（2）桡骨：桡骨头、桡骨颈、桡骨粗隆、茎突、尺切迹。

（3）尺骨：滑车切迹、鹰嘴、冠突、桡切迹、尺骨粗隆、尺骨头、尺骨茎突。

（4）手骨：包括腕骨、掌骨和指骨。

1）腕骨：8块，近侧列由桡侧向尺侧为手舟骨、月骨、三角骨和豌豆骨；远侧列为大多角骨、小多角骨、头状骨和钩骨；注意观察腕骨沟。

2）掌骨：5块，由桡侧向尺侧依次为第1~5掌骨。

3）指骨：共14节。拇指2节，分别为近节和远节指骨，其余各指均为3节，分别为近节、中节和远节指骨。每节指骨的近端为底，中间部为体，远端为滑车。远节指骨末端的掌面粗糙，称远节指骨粗隆。

3. 内容解释

（1）锁骨的侧别辨别

1）先确定上、下面：将锁骨的光滑面置于上。

2）再确定内、外端：将扁平的肩峰端朝向外。

3）再确定内、外侧的两个弯曲：内侧弯曲大，凸向前。

4）根据其在人体内的解剖学方位进行左、右侧判断。

（2）肩胛骨的侧别辨别

1）先确定上、下：将肩胛骨的下角置于下。

2）再确定前、后面：将有肩胛冈的面朝向后。

3）再确定内、外侧：将肩峰朝向外侧。

4）根据其在人体内的解剖学方位进行左、右侧判断。

（3）肱骨的侧别辨别

1）先确定上下和内外侧：将肱骨头朝向上内。

2）再确定前、后面：将肱骨的鹰嘴窝朝向后。

3）根据其在人体内的解剖学方位进行左、右侧判断。

（4）桡骨的侧别辨别

1）先确定上、下端：将桡骨头置于上。

2）再确定前、后面：将桡骨粗隆朝前。

3）再确定内、外侧：将桡骨茎突朝向外侧。

4）根据其在人体内的解剖学方位进行左、右侧判断。

（5）尺骨的侧别辨别

1）先确定上、下端：将尺骨的鹰嘴置于上。

2）再确定前、后面：将滑车切迹朝前。

3）再确定内、外侧：将尺骨的桡切迹朝向外侧。

4）根据其在人体内的解剖学方位进行左、右侧判断。

（二）下肢骨

1. 下肢带骨——髋骨 观察髋骨标本。髋骨：闭孔、髋臼（月状面、髋臼窝、髋臼切迹）。

（1）髂骨：髂骨体、髂骨翼、髂嵴、髂前上棘、髂后上棘、髂结节、髂前下棘、髂后下棘、坐骨大切迹、髂窝、弓状线、髂粗隆、耳状面。

(2) 坐骨:坐骨体、坐骨支、坐骨棘、坐骨小切迹、坐骨结节。

(3) 耻骨:髂耻隆起、耻骨上支、耻骨下支、耻骨梳、耻骨结节、耻骨嵴、耻骨联合面。

2. 自由下肢骨　观察股骨、髌骨、胫骨、腓骨及足骨标本。

(1) 股骨:股骨头、股骨头凹、股骨颈、大转子、小转子、转子窝、转子间线、转子间嵴、粗线、臀肌粗隆、耻骨肌线、内侧髁、外侧髁、髁间窝、内上髁、外上髁、收肌结节。

(2) 髌骨

(3) 胫骨:内侧髁、外侧髁、髁间隆起、腓关节面、胫骨粗隆、骨间缘、比目鱼肌线、内踝、腓切迹。

(4) 腓骨:腓骨头、腓骨颈、外踝。

(5) 足骨

1) 跗骨:7 块,分前(内侧楔骨、中间楔骨、外侧楔骨、骰骨)、中(足舟骨)、后(距骨、跟骨)列。

2) 跖骨:5 块,自内侧向外侧依次为第 1~5 跖骨;第 5 跖骨粗隆。

3) 趾骨:共 14 节,踇趾有 2 节,分别为近节趾骨和远节趾骨,其余各趾均为 3 节(注:我国人小趾为 2 节者为 70%~80%),分别为近节趾骨、中节趾骨和远节趾骨。每节趾骨的近端为底,中间部为体,远端为滑车。远节趾骨末端的掌面粗糙,称远节趾骨粗隆。

3. 内容解释

(1) 髌骨的侧别辨别

1) 先确定上下:将髌骨尖的一端朝下。

2) 再确定前、后面:将光滑关节面朝后。

3) 再确定内、外侧:关节面分一大一小两部分,将较大的部分朝向外侧。

4) 根据其在人体内的解剖学方位进行左、右侧判断。

(2) 股骨的侧别辨别

1) 先确定上、下端和内、外侧:将股骨头朝向上内。

2) 再确定前、后面:将股骨体弓向前的一面朝向前。

3) 根据其在人体内的解剖学方位进行左、右侧判断。

(3) 胫骨的侧别辨别

1) 先确定上、下端:将有内侧髁和外侧髁的一端置于上。

2) 再确定前后:将胫骨粗隆朝前。

3) 再确定内、外侧:将内踝朝向内侧。

4) 根据其在人体内的解剖学方位进行左、右侧判断。

(4) 腓骨的侧别辨别

1) 先确定上、下端:将腓骨头置于上。

2) 再确定前、后和内、外侧:将外踝窝朝向后内方。

3) 根据其在人体内的解剖学方位进行左、右侧判断。

[观察结果]

(一) 存在问题

(二) 如何解决

（三）实验评价

［作业练习］

1. 绘制游离锁骨、肩胛骨、肱骨、桡骨和尺骨简图。
2. 绘制整体手骨简图。
3. 绘制游离髋骨、股骨、胫骨和腓骨简图。
4. 绘制整体足骨简图。

（廖 华）

第二章

关 节 学

第一节 总   论

本节内容与第二节合并。

第二节 中轴骨的连结

[目的要求]

(一) 掌握内容

1. 关节的基本结构、辅助结构和运动形式。

2. 脊柱的组成、分部和功能。

3. 椎骨的连结概况。

4. 椎间盘的形态、结构、功能及其临床意义。

5. 前纵韧带、后纵韧带、黄韧带、棘上韧带和棘间韧带的位置、起止和功能。

6. 胸廓的组成与形态,胸廓上、下口的形态与组成。

7. 颞下颌关节的组成、结构特点及运动。

(二) 了解内容

1. 骨连结的概念及分类—直接连结和间接连结(关节)。

2. 关节的分类。

3. 脊柱整体的形态与功能特点。

4. 肋和脊柱,肋软骨与胸骨的连结概况。

5. 骨性胸廓的运动。

6. 颅骨的连结形式。

[实验用品]

(一) 整体骨架

(二) 椎骨间矢状切连结标本

(三) 寰枕关节标本、寰枢关节标本、胸椎间连结标本、腰椎间连结标本

(四) 幼儿及成人颅顶骨连结标本

（五）颞下颌关节标本

（六）椎骨与肋骨连结标本

（七）脊柱标本

（八）胸廓标本

[观察内容]

（一）总论

骨与骨之间借纤维结缔组织、软骨或骨相连,形成骨连结。按骨连结的不同方式,可分为直接连结和间接连结两大类。

1. 直接连结

（1）纤维连结

1）韧带连结:棘间韧带、黄韧带。

2）缝:取幼儿及成人整颅标本,观察冠状缝和矢状缝。

（2）软骨连结

1）透明软骨结合:取幼儿整颅标本,观察蝶枕结合。

2）纤维软骨结合:取幼儿骨盆标本,观察耻骨联合。

（3）骨性结合:在成人髋骨上观察髂、耻、坐骨之间在髋臼处的骨性结合。

2. 间接连结——滑膜关节

（1）基本构造:包括关节面、关节囊、关节腔。

（2）滑膜关节的辅助结构:在膝关节的标本上,观察腓侧副韧带及胫侧副韧带(囊外韧带);前、后交叉韧带(囊内韧带)及关节盘(内、外侧半月板);滑膜囊及滑膜襞(翼状襞)。在肩关节的标本上,观察纤维软骨环(关节唇)。

（3）滑膜关节的分类

1）单轴关节:①屈戌关节(滑车关节):观察指骨间关节。②车轴关节:观察寰枢正中关节和桡尺近侧关节。

2）双轴关节:①椭圆关节:观察桡腕关节和寰枕关节。②鞍状关节:观察拇指腕掌关节。

3）多轴关节:①球窝关节:观察髋关节、掌指关节。②平面关节:观察腕骨间关节和跗跖关节。

（二）中轴骨的连结

中轴骨的连结包括颅骨和躯干骨的连结。

1. 躯干骨的连结

（1）脊柱

1）椎骨的连结:①椎体间连结:椎间盘(髓核、纤维环);前纵韧带、后纵韧带。②椎弓间连结:黄韧带、棘间韧带、棘上韧带、横突间韧带、关节突关节。③寰椎与枕骨以及枢椎间的关节:寰枕关节;寰枢外侧关节、寰枢正中关节。

2）脊柱的整体观:①脊柱前面观:从前面观察脊柱,自第2颈椎到第3骶椎的椎体宽度,自上而下随负载的增加而逐渐加宽,到第2骶椎为最宽。骶骨的耳状面以下,由于重力经骶骨传到下肢骨,椎体已无承重意义,体积也逐渐缩小。②脊柱后面观:从后面观察脊柱,可见所有椎骨的棘突连贯形成纵嵴,位于背部的正中线上。颈椎的棘突短而分叉,近水平位。胸椎的棘突细长,斜向后下方,呈叠瓦状排列。腰椎的棘突呈板状,水平伸向后方。③脊柱侧面观:观察颈、胸、腰、骶4个生理性弯曲。

（2）胸廓

1）肋椎关节：肋头关节、肋横突关节。

2）胸肋关节：软骨结合、肋弓。

2. 颅骨的连结

（1）纤维连结和软骨结合：取幼儿及成人的整颅标本，观察矢状缝、冠状缝、人字缝及蝶枕软骨结合等结构。

（2）颞下颌关节：观察颞下颌关节的组成、结构特点（如外侧韧带、关节盘、关节囊）及运动。

［观察结果］

（一）存在问题

（二）如何解决

（三）实验评价

［作业练习］

1. 绘制椎体间的连结简图。

2. 绘制颞下颌关节简图。

第三节　附肢骨的连结

［目的要求］

（一）掌握内容

1. 肩关节的组成、结构特点及运动。

2. 肘关节的组成、结构特点及运动。

3. 桡腕关节的组成、结构特点及运动。

4. 拇指腕掌关节的组成及运动。

5. 骨盆的组成，大、小骨盆的分界线及骨盆的性差。

6. 髋关节的组成、结构特点及运动。

7. 膝关节的组成、结构特点及运动。

8. 距小腿关节（踝关节）的组成、结构特点及运动。

（二）了解内容

1. 上肢骨连结的形式、结构和功能特点。

2. 前臂骨的连结、腕骨间关节、腕掌关节、掌指关节和指骨间关节的组成、结构特点及运动。

3. 骶髂关节、耻骨联合的组成。

4. 小腿骨间连结的组成。

5. 跗骨间关节、跗跖关节、跖骨间关节、跖趾关节的组成、趾骨间关节的组成。

6. 足弓的组成和功能意义。

［实验用品］

（一）整体骨架
（二）肩关节整体及矢状切标本
（三）肩锁关节、胸锁及胸肋关节标本
（四）肘关节整体标本
（五）手关节冠状切标本
（六）骨盆（骨盆的骨标本及带软组织的标本）
（七）髋关节整体标本
（八）膝关节的整体及矢状切标本
（九）足关节的整体及水平切标本

［观察内容］

（一）上肢骨的连结

1. 上肢带连结
（1）胸锁关节
（2）肩锁关节：喙锁韧带。
（3）喙肩韧带：喙肩弓。
2. 自由上肢骨的连结
（1）肩关节：观察肩关节的组成及结构特点，如肱二头肌长头的肌腱和喙肱韧带等。
（2）肘关节：由肱尺关节、肱桡关节和桡尺近侧关节构成。
1）桡侧副韧带
2）尺侧副韧带
3）桡骨环状韧带
（3）桡尺连结
1）桡尺近侧关节
2）桡尺远侧关节
3）前臂骨间膜
（4）手关节：观察手的各关节。
1）桡腕关节（腕关节）：观察桡腕关节的组成及结构特点。
2）腕骨间关节：①近侧列腕骨间关节；②远侧列腕骨间关节；③两列腕骨之间的腕中关节。
3）腕掌关节：重点观察拇指腕掌关节。
4）掌骨间关节
5）掌指关节
6）指骨间关节
（二）下肢骨的连结
1. 下肢带连结

(1) 骶髂关节:由骶骨与髂骨的耳状面相关节而成。

1) 骶骨前韧带、骶骨后韧带

2) 骶髂骨间韧带

(2) 髂骨与脊柱间的韧带连结:在骨盆标本上观察下列重要韧带和结构:

1) 髂腰韧带

2) 骶结节韧带

3) 骶棘韧带

4) 坐骨大孔

5) 坐骨小孔

(3) 耻骨联合

1) 耻骨间盘

2) 耻骨上韧带

3) 耻骨弓状韧带

(4) 髋骨的固有韧带:闭孔膜和闭膜管。

(5) 骨盆:大骨盆(假骨盆)、小骨盆(真骨盆)。

2. 自由下肢骨的连结

(1) 髋关节:观察髋关节的组成,结构特点,如髋臼唇、髋臼横韧带、股骨头韧带、髂股韧带、耻股韧带和坐股韧带。

(2) 膝关节:观察膝关节的组成及下列结构:

1) 内侧半月板、外侧半月板

2) 股四头肌腱、髌韧带

3) 腓侧副韧带、胫侧副韧带

4) 腘斜韧带

5) 前交叉韧带、后交叉韧带

6) 髌上囊、髌下深囊、翼状襞

(3) 胫腓连结

1) 胫腓关节

2) 小腿骨间膜

3) 胫腓前韧带、胫腓后韧带

(4) 足关节

1) 距小腿关节(踝关节):观察踝关节的组成、结构特点,如三角韧带、距腓前韧带、跟腓韧带、距腓后韧带。

2) 跗骨间关节:①距跟关节(距下关节);②距跟舟关节;③跟骰关节;④跗横关节。

3) 跗跖关节:又称 Lisfranc 关节。

4) 跖骨间关节

5) 跖趾关节

6) 趾骨间关节

7) 跟舟足底韧带

(5) 足弓

1) 内侧纵弓

2）外侧纵弓

3）横弓

［ 观察结果 ］

（一）存在问题

（二）如何解决

（三）实验评价

［ 作业练习 ］

1. 绘制肩关节简图。

2. 绘制肘关节简图。

3. 绘制手关节简图。

4. 绘制髋关节简图。

5. 绘制膝关节简图。

6. 绘制踝关节简图。

（欧阳宏伟　张晓明）

第三章

肌　　学

第一节　总　　论

本节内容与第二节合并。

第二节　头　　肌

[目的要求]

(一) 掌握内容
1. 骨骼肌的形态与构造。
2. 肌的辅助装置。
3. 面肌的分布特点及功能意义。
4. 咬肌、颞肌、翼内肌和翼外肌的位置、起止及作用。

(二) 了解内容
1. 肌的起止、配布、作用及命名。
2. 枕额肌、眼轮匝肌、口轮匝肌和颊肌的位置、形态及作用。
3. 头部筋膜与浅表肌腱膜系统的特点。

[实验用品]

(一) 全身骨骼肌标本
(二) 筋膜、滑膜囊、腱鞘和籽骨标本
(三) 面肌和咀嚼肌标本

[观察内容]

　　肌根据组织结构和功能不同分为心肌、平滑肌和骨骼肌。骨骼肌是运动系统的动力部分，多数附着于骨骼，主要存在于躯干和四肢。每块骨骼肌都具有一定的位置、形态、结构和辅助装置，并有丰富的血管、淋巴管和神经分布，执行一定的功能。

（一）总论

观察全身骨骼肌及其辅助装置（筋膜、滑膜囊、腱鞘和籽骨）标本。

1. 肌的构造和形态

（1）构造：肌腹和肌腱。

（2）形态：长肌、短肌、扁肌和轮匝肌。

2. 肌的起止和配置

（1）起止

1）起点（定点）：肌在固定骨上的附着点。

2）止点（动点）：肌在移动骨上的附着点。

（2）配置

1）拮抗肌：位于关节一个运动轴相对侧、作用上相互对抗的两组（以上）肌或肌群。

2）协同肌：位于关节运动轴同侧并具有相同作用的两块或多块肌。

3. 肌的功能检查

4. 肌的命名

5. 肌的辅助装置　筋膜（浅筋膜、深筋膜）、滑膜囊、腱鞘和籽骨。

（二）头肌

观察面肌和咀嚼肌标本。

1. 面肌

（1）颅顶肌：枕额肌：枕腹、额腹和帽状腱膜。

（2）眼轮匝肌

（3）口周围肌：口轮匝肌和颊肌。

2. 咀嚼肌

咬肌、颞肌、翼内肌和翼外肌。

3. 头部筋膜

（1）浅筋膜

（2）深筋膜

颞筋膜、腮腺咬肌筋膜和颊咽筋膜。

4. 浅表肌腱膜系统　浅表肌腱膜系统为面部单一的组织层，位于皮下脂肪组织深面，由肌纤维或纤维腱膜组织组成，不直接附着于骨，向下与颈阔肌相续，外侧上部达颧弓下方约 1cm 水平，内侧与颧大肌、枕额肌额腹和眼轮匝肌纤维相连接。

［观察结果］

（一）存在问题

（二）如何解决

（三）实验评价

［作业练习］

1. 绘制腱鞘简图。

2. 绘制面肌和咀嚼肌简图。

第三节　颈　　肌

[目的要求]

(一) 掌握内容
1. 胸锁乳突肌、(前、中、后)斜角肌的起止及作用。
2. 斜角肌间隙的位置和作用。

(二) 了解内容
1. 颈肌的分层、分群和名称。
2. 颈部筋膜的分布。

[实验用品]

颈浅肌与颈外侧肌、颈前肌、颈深肌标本

[观察内容]

观察颈浅肌与颈外侧肌、颈前肌、颈深肌标本。

(一) 颈浅肌与颈外侧肌
颈阔肌和胸锁乳突肌。

(二) 颈前肌
1. 舌骨上肌群　二腹肌、下颌舌骨肌、茎突舌骨肌和颏舌骨肌。
2. 舌骨下肌群　胸骨舌骨肌、肩胛舌骨肌、胸骨甲状肌和甲状舌骨肌。

(三) 颈深肌
1. 外侧群　前、中、后斜角肌:斜角肌间隙。
2. 内侧群　头长肌和颈长肌。

(四) 颈部筋膜
1. 浅筋膜　浅筋膜内有颈阔肌。
2. 深筋膜　深筋膜又称为颈筋膜,可分为浅、中、深三层。

[观察结果]

(一) 存在问题
(二) 如何解决
(三) 实验评价

［作业练习］

绘制胸锁乳突肌及前、中、后斜角肌简图。

第四节　躯　干　肌

［目的要求］

（一）掌握内容

1. 斜方肌、背阔肌和竖脊肌的位置、起止及作用。
2. 胸大肌、前锯肌的位置和作用。
3. 膈肌的位置、形态和作用,膈肌上三个孔的位置及通过结构。
4. 腹前外侧群肌的名称、位置、层次、形态、肌束方向和作用。
5. 腹直肌鞘的组成。

（二）了解内容

1. 肩胛提肌、菱形肌、夹肌的位置、起止和作用。
2. 背部筋膜、胸部筋膜的位置和分布。
3. 胸小肌、胸固有肌的位置和作用。
4. 膈肌生理薄弱区的位置及临床意义。
5. 腹部后群肌的位置、组成和作用。
6. 腹部筋膜的位置和分布。
7. 腹股沟管和腹股沟三角的概念。

［实验用品］

（一）背浅、深层肌标本
（二）胸上肢肌和胸固有肌标本
（三）膈肌标本
（四）腹肌标本

［观察内容］

（一）背肌

观察背浅、深层肌标本。
1. 背浅肌　斜方肌、背阔肌、肩胛提肌和菱形肌。
2. 背深肌　竖脊肌（骶棘肌）和夹肌。
3. 背部筋膜　胸腰筋膜。

(二) 胸肌

观察胸上肢肌和胸固有肌标本。

1. 胸上肢肌　胸大肌、胸小肌和前锯肌。

2. 胸固有肌　肋间外肌、肋间内肌、肋间最内肌和胸横肌。

3. 胸部筋膜

(1) 浅筋膜：内有乳腺。

(2) 深筋膜：胸肌筋膜和锁胸筋膜。

(3) 胸内筋膜

(三) 膈肌

观察膈肌标本。

膈肌：中心腱、主动脉裂孔、食管裂孔、腔静脉孔、胸肋三角和腰肋三角。

(四) 腹肌

观察腹肌标本。

1. 前外侧群

(1) 腹外斜肌：腹股沟韧带、腔隙韧带 (陷窝韧带)、耻骨梳韧带和腹股沟管浅 (皮下) 环。

(2) 腹内斜肌：腹股沟镰 (联合腱) 和提睾肌。

(3) 腹横肌

(4) 腹直肌：腱划。

2. 后群

(1) 腰大肌：见 "下肢肌"。

(2) 腰方肌

3. 腹直肌鞘　弓状线 (半环线)。

4. 白线

5. 腹股沟管　腹股沟管位于腹前外侧壁下部、腹股沟韧带内侧半上方,为腹前外侧壁三层扁肌和腱之间的一条裂隙,有男性精索或女性子宫圆韧带通过。

腹股沟管有两个口和四个壁。内口称腹股沟管深 (腹) 环,位于腹股沟韧带中点上方约 1.5cm 处,为腹横筋膜向外突而形成的卵圆形孔;外口即腹股沟管浅 (皮下) 环。前壁为腹外斜肌腱膜和腹内斜肌;后壁为腹横筋膜和腹股沟镰;上壁为腹内斜肌和腹横肌的弓状下缘;下壁为腹股沟韧带。若腹腔内容物经深环进入腹股沟管,再经浅环突出,下降入阴囊,则形成腹股沟斜疝。

6. 腹股沟 (海氏) 三角　腹股沟 (海氏) 三角位于腹前壁下部,是由腹直肌外侧缘、腹股沟韧带和腹壁下动脉围成的三角区。在病理情况下,腹腔内容物可从腹股沟三角处膨出,形成腹股沟直疝。

7. 腹部筋膜

(1) 浅筋膜：Camper 筋膜和 Scarpa 筋膜。

(2) 深筋膜

(3) 腹内筋膜：膈下筋膜、腰方筋膜、髂腰筋膜、盆筋膜和腹横筋膜。

［观察结果］

（一）存在问题
（二）如何解决
（三）实验评价

［作业练习］

1. 绘制斜方肌、背阔肌和竖脊肌简图。
2. 绘制胸大肌和前锯肌简图。
3. 绘制膈肌简图。
4. 绘制腹前外侧肌群简图。

第五节　上　肢　肌

［目的要求］

（一）掌握内容
1. 上肢肌的配布、分群及各群肌的主要作用。
2. 三角肌的位置、起止和作用。
3. 臂肌的分群、层次及功能；肱二头肌、肱三头肌的位置、形态、起止和作用。
（二）了解内容
1. 冈上肌、冈下肌、小圆肌、大圆肌、肩胛下肌的位置与作用。
2. 喙肱肌、肱肌的位置与作用。
3. 前臂肌和手肌的分群、层次、名称、位置和作用。
4. 上肢局部记载诸结构的境界和内容。

［实验用品］

上肢肌标本

［观察内容］

观察上肢肌标本。
（一）上肢带肌
三角肌、冈上肌、冈下肌、小圆肌、大圆肌和肩胛下肌。
（二）臂肌
1. 前群　肱二头肌、喙肱肌和肱肌。

2. 后群　肱三头肌。

（三）前臂肌

1. 前群

(1) 第一层：肱桡肌、旋前圆肌、桡侧腕屈肌、掌长肌和尺侧腕屈肌。

(2) 第二层：指浅屈肌。

(3) 第三层：拇长屈肌和指深屈肌。

(4) 第四层：旋前方肌。

2. 后群

(1) 浅层：桡侧腕长伸肌、桡侧腕短伸肌、指伸肌、小指伸肌和尺侧腕伸肌。

(2) 深层：旋后肌、拇长展肌、拇短伸肌、拇长伸肌和示指伸肌。

（四）手肌

1. 外侧群（鱼际）　拇短展肌、拇短屈肌、拇对掌肌和拇收肌。

2. 内侧群（小鱼际）　小指展肌、小指短屈肌和小指对掌肌。

3. 中间群　蚓状肌、骨间掌侧肌和骨间背侧肌。

（五）上肢的局部记载

1. 腋窝　腋窝为位于臂上部内侧和胸外侧壁之间的锥体形腔隙，分为顶、底及前、后、内侧和外侧四个壁。前壁为胸大、小肌；后壁为肩胛下肌、大圆肌、背阔肌和肩胛骨；内侧壁为上部胸壁和前锯肌；外侧壁为喙肱肌、肱二头肌短头和肱骨。顶即上口，是由锁骨、肩胛骨上缘和第 1 肋围成的三角形间隙。底由腋筋膜、浅筋膜和皮肤构成。窝内有腋动脉、腋静脉、臂丛、脂肪、淋巴结及淋巴管等。

2. 三边孔和四边孔　肱三头肌长头经大圆肌后方和小圆肌前方穿过，与肱骨上端一起在腋窝后壁形成两个肌间隙，内侧者为三边孔，有旋肩胛血管通过；外侧者为四边孔，有旋肱后血管及腋神经通过。

3. 肘窝　肘窝为位于肘关节前面的三角形凹窝。外侧界为肱桡肌；内侧界为旋前圆肌；上界为肱骨内、外上髁之间的连线。窝内有肱二头肌腱、肱动脉及其分支和正中神经。

4. 腕管　腕管位于腕掌侧，由屈肌支持带（腕前深筋膜增厚形成）和腕骨沟共同围成。管内有指浅屈肌腱、指深屈肌腱、拇长屈肌腱和正中神经通过。

［观察结果］

（一）存在问题

（二）如何解决

（三）实验评价

［作业练习］

绘制三角肌、肱二头肌和肱三头肌简图。

第六节 下 肢 肌

[目的要求]

(一) 掌握内容

1. 下肢肌的配布、分群及各群肌的主要作用。
2. 髂腰肌、臀大肌的位置、形态、起止和作用。
3. 大腿前、后、内侧群肌的名称、位置、起止和作用。
4. 小腿前、后、外侧群肌的名称、位置和作用。

(二) 了解内容

1. 阔筋膜张肌、臀中肌、臀小肌、梨状肌、股方肌及闭孔内、外肌的位置与作用。
2. 足底肌的分群、层次、名称和作用。
3. 下肢局部记载诸结构的境界和内容。

[实验用品]

下肢肌标本

[观察内容]

(一) 髋肌

1. 前群

(1) 髂腰肌:腰大肌和髂肌。

(2) 阔筋膜张肌

2. 后群 臀大肌、臀中肌、臀小肌、梨状肌、闭孔内肌、股方肌和闭孔外肌。

(二) 大腿肌

1. 前群

(1) 缝匠肌

(2) 股四头肌:股直肌、股内侧肌、股外侧肌和股中间肌。

2. 内侧群 耻骨肌、长收肌、股薄肌、短收肌和大收肌。

3. 后群 股二头肌、半腱肌和半膜肌。

(三) 小腿肌

1. 前群 胫骨前肌、趾长伸肌和踇长伸肌。

2. 外侧群 腓骨长肌和腓骨短肌。

3. 后群

(1) 浅层:小腿三头肌——腓肠肌和比目鱼肌。

(2) 深层:腘肌、趾长屈肌、踇长屈肌和胫骨后肌。

(四) 足肌

1. 足背肌 姆短伸肌和趾短伸肌。

2. 足底肌

(1) 内侧群:姆展肌、姆短屈肌和姆收肌。

(2) 外侧群:小趾展肌和小趾短屈肌。

(3) 中间群:趾短屈肌、足底方肌、蚓状肌、骨间足底肌和骨间背侧肌。

(五) 下肢的局部记载

1. 梨状肌上孔和梨状肌下孔 梨状肌上孔和梨状肌下孔位于臀大肌的深面、梨状肌上下两缘和坐骨大孔之间。梨状肌上孔有臀上血管和神经穿过;梨状肌下孔有坐骨神经、股后皮神经、臀下血管和神经、阴部内血管和阴部神经等穿过。

2. 股三角 股三角位于股前内侧上部。上界为腹股沟韧带;外侧界为缝匠肌内侧缘;内侧界为长收肌内侧缘;尖向下与收肌管延续。前壁为阔筋膜;后壁为髂腰肌、耻骨肌和长收肌及其筋膜。股三角内有股神经、股血管和淋巴结等。

3. 收肌管 收肌管为位于股中 1/3 内侧份的一个肌性间隙,呈三棱形,长约 15cm。外侧壁为股内侧肌;后壁是长收肌和大收肌;前壁是缝匠肌和股内侧肌同长收肌及大收肌之间的一层腱膜;上口通股三角;下口经收肌腱裂孔通向腘窝。管内有股血管、隐神经通过。

4. 腘窝 腘窝位于膝关节的后方,呈菱形。窝的上外侧界为股二头肌;上内侧界为半腱肌和半膜肌;下外侧界和下内侧界分别为腓肠肌的外侧头和内侧头;底为膝关节囊。窝内有腘血管、胫神经、腓总神经、脂肪和淋巴结等。

[观察结果]

(一) 存在问题

(二) 如何解决

(三) 实验评价

[作业练习]

绘制髂腰肌、臀大肌、股四头肌、股二头肌和小腿三头肌简图。

(黄学应)

内 脏 学

第四章
总论（略）

第五章
消 化 系 统

消化系统包括消化管和消化腺两大部分。消化管是指从口腔到肛门的管道,其各部的功能不同,形态各异,可分为口腔、咽、食管、胃、小肠(十二指肠、空肠和回肠)和大肠(盲肠、阑尾、结肠、直肠和肛管)。临床上通常把从口腔到十二指肠的这部分管道称上消化道,空肠以下的部分称下消化道。消化腺按体积的大小和位置不同,可分为大消化腺和小消化腺两种。大消化腺位于消化管壁外,成为一个独立的器官,所分泌的消化液经导管流入消化管腔内,如大唾液腺、肝和胰。小消化腺分布于消化管壁内,位于黏膜层或黏膜下层,如唇腺、颊腺、舌腺、食管腺、胃腺和肠腺等。

第一节　口　　腔

［目的要求］

（一）掌握内容

1. 咽峡的构成。
2. 牙的形态和构造。
3. 舌的分部、黏膜的结构及味蕾的分布。
4. 颏舌肌的起止、位置和作用。
5. 大唾液腺(腮腺、下颌下腺和舌下腺)的位置和腺管开口的部位。

（二）了解内容

1. 口腔的分部及界限;唇、颊、腭的构成及形态。

2. 乳牙和恒牙的牙式;牙组织、牙周组织的形态结构。

3. 舌肌的配布概况。

[实验用品]

(一) 头部正中矢状切面标本
(二) 各类离体牙标本
(三) 舌黏膜及舌肌标本
(四) 口腔大唾液腺标本
(五) 各种消化器官模型
(六) 活体观察口腔内的结构

[观察内容]

(一) 口唇

观察唇红、鼻唇沟、上唇系带、下唇系带。

(二) 颊

观察腮腺管乳头。

(三) 腭

1. 硬腭

2. 软腭　观察腭帆、腭垂、腭舌弓、腭咽弓、咽峡。

(四) 牙(观察各类离体牙标本)

1. 牙的种类

(1) 乳牙(20 个):切牙、尖牙、磨牙。

(2) 恒牙(32 个):切牙、尖牙、前磨牙、磨牙。

2. 牙的形态　观察牙冠、牙颈、牙根(单根、双根、三根)、牙腔(牙冠腔、牙根管)、牙根尖孔。

3. 牙组织　观察牙质、釉质、牙骨质、牙髓。

4. 牙周组织　从头颈部正中矢状切面标本上观察牙周组织(牙周膜、牙龈)。

(五) 舌

观察舌标本。

1. 舌的形态　舌体、舌尖、界沟、舌盲孔、舌根。

2. 舌黏膜　丝状乳头、菌状乳头、叶状乳头、轮廓乳头;舌扁桃体、舌系带、舌下阜、舌下襞。

3. 舌肌　颏舌肌、舌骨舌肌、茎突舌肌。

(六) 唾液腺

观察口腔大唾液腺标本。

1. 腮腺　腮腺管的形态及腮腺管的位置。

2. 下颌下腺　下颌下腺的形态和位置。

3. 舌下腺　舌下腺的形态和位置。

[观察结果]

（一）存在问题
（二）如何解决
（三）实验评价

[作业练习]

绘制消化系统全图。

第二节　咽

[目的要求]

（一）掌握内容
1. 咽的位置、分部以及各部的形态结构。
2. 梨状隐窝的位置以及腭扁桃体的位置与功能。
3. 掌握咽淋巴环的组成及功能。
（二）了解内容
咽壁的构造。

[实验用品]

（一）头颈部正中矢状切面标本
（二）咽腔标本
（三）各种消化器官模型

[观察内容]

（一）咽的位置和形态
　　观察咽与第1~6颈椎的位置关系：咽上端起于颅底，下端在第6颈椎体的下缘处续于食管。观察咽的前、后壁：咽的前壁借鼻后孔、咽峡、喉口分别与鼻腔、口腔和喉腔相通；咽的后壁借疏松结缔组织连于颈椎前面。
（二）咽的分部
1. 鼻咽　观察咽鼓管咽口、咽鼓管圆枕、咽隐窝、咽扁桃体、咽淋巴环。
2. 口咽　观察舌会厌正中襞、会厌谷、腭扁桃体、扁桃体小窝、扁桃体上窝。
3. 喉咽　观察梨状隐窝。

(三) 咽肌

咽缩肌(上、中、下部)、茎突咽肌、咽鼓管咽肌、腭咽肌。

[观察结果]

(一) 存在问题
(二) 如何解决
(三) 实验评价

[作业练习]

绘制消化系统全图。

第三节 食 管

[目的要求]

(一) 掌握内容
食管的位置、分部、长度及三个狭窄的部位。
(二) 了解内容
食管的构造。

[实验用品]

(一) 头颈部正中矢状切面标本
(二) 离体的食管标本
(三) 各种消化器官模型

[观察内容]

(一) 食管的位置和分部
食管是一前后扁平的肌性管状器官,是消化管各部中最狭窄的部分,长约 25cm。食管全长位于第 6 颈椎体的下缘水平与第 11 胸椎体的下部之间。

食管可分颈部、胸部和腹部。颈部长约 5cm,为自食管起始端至平对胸骨颈静脉切迹平面的一段,前面借疏松结缔组织附于气管后壁上;胸部最长,为 18~20cm,位于胸骨颈静脉切迹平面至膈的食管裂孔之间;腹部最短,仅 1~2cm,自食管裂孔至贲门,其前方邻近肝左叶。

(二) 食管的狭窄部
1. 第一狭窄 为食管的起始处,相当于第 6 颈椎体的下缘水平,距上颌中切牙约 15cm。
2. 第二狭窄 为左主支气管跨越食管的左前方处,相当于第 4、5 胸椎体之间的高度,距中切牙约 25cm。

3. 第三狭窄　为食管通过膈的食管裂孔处,相当于第 10 胸椎水平,距中切牙约 40cm。

［观察结果］

（一）存在问题
（二）如何解决
（三）实验评价

［作业练习］

绘制消化系统全图。

第四节　胃

［目的要求］

（一）掌握内容
胃的形态、分部和位置。
（二）了解内容
胃壁的构造。

［实验用品］

（一）腹腔器官原位标本
（二）离体的胃标本
（三）各种消化器官模型

［观察内容］

（一）胃的形态和分部
1. 形态　观察胃小弯、胃大弯、贲门、幽门、贲门切迹、角切迹。
2. 分部　贲门部、胃底、胃体、幽门部（幽门管、幽门窦）、中间沟。
（二）胃的位置
胃在中等程度充盈时,大部分位于左季肋区,小部分位于腹上区。胃前壁的右侧部与肝左叶和方叶相邻,左侧部与膈相邻,被左肋弓掩盖,中间部分位于剑突的下方,直接与腹前壁相贴。胃后壁与胰、横结肠、左肾的上部和左肾上腺相邻,胃底与膈和脾相邻。

胃的贲门位于第 11 胸椎体的左侧,幽门约在第 1 腰椎体的右侧。胃大弯的位置较低,其最低点一般在脐平面。胃高度充盈时,胃大弯的下缘可达脐以下,甚至低于髂嵴平面。胃底的最高点在左锁骨中线的外侧,可达第 6 肋间隙的高度。

(三) 胃壁的结构

观察结构包括:胃道、幽门瓣、幽门括约肌。

[观察结果]

(一) 存在问题
(二) 如何解决
(三) 实验评价

[作业练习]

绘制消化系统全图。

第五节 小 肠

[目的要求]

(一) 掌握内容
1. 十二指肠的位置、形态和分部。
2. 十二指肠悬韧带的位置、构成和临床意义
3. 空肠与回肠的位置、形态及黏膜的特点。
(二) 了解内容
小肠壁的构成。

[实验用品]

(一) 腹腔器官原位标本
(二) 离体的十二指肠、空肠与回肠标本
(三) 空肠与回肠对比标本
(四) 各种消化器官模型

[观察内容]

(一) 十二指肠
1. 分部　观察十二指肠上部、降部、水平部、升部。
2. 形态结构　观察十二指肠上曲、十二指肠下曲、十二指肠空肠曲、十二指肠悬韧带(Treitz 韧带)。

（二）空肠与回肠

观察空肠和回肠的形态、位置及空、回肠内的淋巴滤泡。

[观察结果]

（一）存在问题
（二）如何解决
（三）实验评价

[作业练习]

绘制消化系统全图。

第六节　大　　肠

[目的要求]

（一）掌握内容
1. 大肠的分部和结肠的形态特征。
2. 盲肠和阑尾的位置、形态结构及阑尾根部的体表投影。
3. 结肠的分部及各部的位置，直肠的形态位置和肛管的形态结构。
（二）了解内容
大肠壁的构成。

[实验用品]

（一）腹腔器官原位标本
（二）盆腔正中矢状面标本
（三）离体的盲肠与阑尾、结肠以及直肠标本
（四）各种消化器官模型

[观察内容]

大肠的结构特点：观察结肠带、结肠袋、肠脂垂。
（一）盲肠
观察回盲口、回盲瓣。
（二）阑尾
观察阑尾的形态和位置。

(三) 结肠

升结肠、横结肠、降结肠、乙状结肠。

(四) 直肠(观察原位和游离直肠标本)

直肠骶曲、直肠会阴曲;直肠壶腹、直肠横襞(Houston瓣)。

(五) 肛管(观察肛管标本)

观察肛柱、肛瓣、肛窦、肛直肠线、齿状线(或肛皮线)、肛梳(或称痔环)、白线。

[观 察 结 果]

(一) 存在问题
(二) 如何解决
(三) 实验评价

[作 业 练 习]

绘制消化系统全图。

第七节　肝

[目 的 要 求]

(一) 掌握内容
1. 肝的形态、位置、肝门、第二肝门、肝的分叶。
2. 胆囊的形态、位置及胆囊底的体表投影。
3. 肝外胆道的组成、胆总管与胰管的汇合、开口部位和胆汁的排出途径。
(二) 了解内容
肝的主要功能和肝段的概念。

[实 验 用 品]

(一) 腹腔器官原位标本
(二) 离体肝与胆标本
(三) 肝外胆道系统标本
(四) 各种消化器官模型

[观 察 内 容]

(一) 形态
1. 膈面(上面)　观察冠状韧带、镰状韧带。

2.　脏面(下面)　观察"H"沟、肝门、肝蒂、肝左管、肝右管、肝固有动脉(左、右支)、肝门静脉(左、右支)、肝圆韧带、静脉韧带、胆囊窝、腔静脉沟、第2肝门。

3.　缘　前缘(也称下缘)、胆囊切迹、肝圆韧带切迹(脐切迹)。

4.　分叶　在肝的上面(脏面)观察左叶和右叶;在肝的下面(脏面)观察左叶、右叶、方叶和尾状叶。

(二) 位置和毗邻

1.　位置　肝的大部分位于右季肋区和腹上区,小部分位于左季肋区。

2.　毗邻　肝的上方为膈,膈上有右侧胸膜腔、右肺及心等。肝右叶的下面,前部与结肠右曲邻接,中部近肝门处邻接十二指肠上曲,后部邻接右肾上腺和右肾。肝左叶的下面与胃前壁相邻,后上方邻接食管的腹部。

(三) 肝外胆道系统

1.　胆囊(观察原位胆囊标本)　观察胆囊底、胆囊体、胆囊颈、胆囊管、Hartmann囊、胆囊三角。

2.　输胆管道　观察肝左管、肝右管、肝总管、胆总管、肝胰壶腹(Vater壶腹)。

［观察结果］

(一) 存在问题
(二) 如何解决
(三) 实验评价

［作业练习］

绘制消化系统全图。

第八节　胰

［目的要求］

(一) 掌握内容
胰的位置、形态、分部及导管的开口部位。

(二) 了解内容
胰的毗邻。

［实验用品］

(一) 腹腔器官原位标本
(二) 各种消化器官模型

[观察内容]

(一) 胰的位置与毗邻

胰位于腹上区和左季肋区,横置于第 1~2 腰椎体的前方,并紧贴于腹后壁。胰的前面隔网膜囊与胃相邻,后方有下腔静脉、胆总管、肝门静脉和腹主动脉等重要结构。其右端被十二指肠环抱,左端抵达脾门。

(二) 胰的形态与分部

观察胰头、钩突、胰颈、胰体、胰尾、胰管。

[观察结果]

(一) 存在问题
(二) 如何解决
(三) 实验评价

[作业练习]

绘制消化系统全图。

(刘海岩)

第六章

呼 吸 系 统

呼吸系统由呼吸道和肺组成。呼吸道包括鼻、咽、喉、气管和支气管等。通常称鼻、咽、喉为上呼吸道,气管和各级支气管为下呼吸道。肺由肺实质和肺间质构成,前者包括支气管树和肺泡;后者包括结缔组织、血管、淋巴管、淋巴结和神经等。呼吸系统的主要功能是进行气体交换,即吸入氧,呼出二氧化碳。

第一节　鼻

[目的要求]

(一) 掌握内容

鼻腔各壁的形态结构以及鼻旁窦的位置和开口。

(二) 了解内容

1. 呼吸系统的组成。

2. 外鼻各部的结构名称。

[实验用品]

头颈部正中矢状切面标本

[观察内容]

(一) 外鼻

外鼻以鼻骨和鼻软骨为支架,外被皮肤,内覆黏膜,分为骨部和软骨部。在活体上观察鼻根、鼻背、鼻尖和鼻翼。

(二) 鼻腔

鼻腔由骨和软骨及其表面被覆的黏膜和皮肤构成,是顶部窄、底部宽、前后狭长的腔隙。在标本上观察鼻阈;鼻前庭、固有鼻腔;上、中、下鼻甲;上、中、下鼻道;鼻泪管、蝶筛隐窝、半月裂孔、筛漏斗、筛泡;嗅区、呼吸区。

(三) 鼻旁窦

鼻旁窦包括额窦、筛窦(前筛窦、中筛窦、后筛窦)、蝶窦、上颌窦。额窦、前筛窦、中筛窦、上颌窦开口于中鼻道,后筛窦开口于上鼻道,蝶窦开口于蝶筛隐窝。

[观察结果]

(一) 存在问题
(二) 如何解决
(三) 实验评价

[作业练习]

绘制呼吸系统全图。

第二节 喉

[目的要求]

(一) 掌握内容
1. 喉的位置和主要体表标志。
2. 喉软骨、喉的连结及喉肌的位置和作用。
3. 喉腔的分部和形态结构。
(二) 了解内容
小儿喉腔的特点。

[实验用品]

(一) 头颈部正中矢状切面标本
(二) 喉软骨、喉的连结、喉肌及喉腔标本

[观察内容]

(一) 喉的位置
喉位于颈前部的正中,第 3~6 颈椎的前方。上界是会厌的上缘,下界为环状软骨的下缘。喉借喉口通喉咽,以环状软骨气管韧带连接气管。前方有皮肤、颈筋膜、舌骨下肌群等,后方为咽,两侧有颈血管、神经和甲状腺侧叶。
(二) 喉软骨
喉软骨包括甲状软骨、环状软骨、会厌软骨和杓状软骨等。在标本上观察甲状软骨:前角、喉结、上角、下角;环状软骨:环状软骨弓、环状软骨板;会厌软骨:会厌;杓状软骨:声带突、肌突。
(三) 喉的连结
喉的连结包括喉软骨间的连结及舌骨、气管与喉之间的连结。环杓关节:由杓状软骨底和环

状软骨板上缘的关节面构成;环甲关节:由甲状软骨下角的关节面和位于环状软骨弓与板交界处外侧面的关节面构成;弹性圆锥(环甲膜):声韧带;方形膜:前庭韧带;甲状舌骨膜;环状软骨气管韧带。

(四) 喉肌

在标本上观察环甲肌、环杓后肌、环杓侧肌、甲杓肌、杓横肌、杓斜肌、杓会厌肌。

(五) 喉腔

喉腔是由喉软骨、韧带、纤维膜、喉肌和喉黏膜等共同围成的管腔。在标本上观察喉口:由会厌上缘、杓状会厌襞和杓间切迹围成;前庭襞、声襞、前庭裂、声门裂;声带(膜间部、软骨间部)、声门;喉前庭、喉中间腔、喉室、声门下腔。

[观察结果]

(一) 存在问题
(二) 如何解决
(三) 实验评价

[作业练习]

绘制呼吸系统全图。

第三节　气管与支气管

[目的要求]

(一) 掌握内容
1. 气管的位置和构造。
2. 左、右主支气管的形态差异及临床意义。
(二) 了解内容
气管结构特点。

[实验用品]

(一) 头颈部正中矢状切面标本
(二) 气管与支气管标本

[观察内容]

(一) 气管
气管位于喉与气管权之间,起自环状软骨的下缘,向下至胸骨角平面,分成左、右主支气管。

气管以胸廓上口为界,分为颈部和胸部。在标本上观察位于气管杈内面的气管隆嵴,略偏向左侧。

气管由气管软骨、平滑肌和结缔组织构成。气管软骨由 14~17 个缺口向后,呈 "C" 形的透明软骨环构成。甲状腺峡多位于第 2~4 气管软骨环的前方,气管切开术常在第 3~5 气管软骨环处施行。

(二) 支气管

左、右主支气管自气管分出后,各自向外下方走行,经肺门入肺,再分出肺叶支气管。右主支气管粗而短,长 2~3cm,走向较垂直;左主支气管细而长,长 4~5cm,走向较水平,故误入气管的异物多进入右主支气管。

[观察结果]

(一) 存在问题
(二) 如何解决
(三) 实验评价

[作业练习]

绘制呼吸系统全图。

第四节　肺

[目的要求]

(一) 掌握内容
1. 肺的形态、位置和分叶。
2. 支气管肺段的概念。
(二) 了解内容
肺的颜色与空气环境。

[实验用品]

(一) 头颈部正中矢状切面标本
(二) 肺标本

[观察内容]

(一) 肺的形态
肺呈圆锥形。肺尖钝圆,经胸廓上口突入颈根部,高出锁骨内侧部上方 2~3cm。肺底向上凹陷,与膈相毗邻。肋面圆凸,与胸壁的内面贴近。纵隔面即内侧面,与纵隔相邻,此面的中部凹陷称肺门,是主支气管、血管、神经、淋巴管等出入肺的部位。这些结构被结缔组织包绕,称为肺根。肺的前缘和下缘锐利,后缘钝圆。左肺前缘的下部有心切迹,心切迹的下方有一突起称左肺小舌。

左肺被斜裂分为上叶和下叶,右肺被右肺水平裂和斜裂分为上叶、中叶和下叶。

(二)肺内支气管及支气管肺段

左、右主支气管在肺门处分出肺叶支气管。肺叶支气管进入肺叶后再分为肺段支气管,此后反复分支,呈树枝状,称支气管树。

支气管肺段简称肺段,是每一肺段支气管及其分支分布区的全部肺组织的总称。肺段呈圆锥形,尖端朝向肺门,底朝向肺的表面,构成肺的形态学和功能学的基本单位。

［观察结果］

(一)存在问题
(二)如何解决
(三)实验评价

［作业练习］

1. 绘制呼吸系统全图。
2. 绘制肺根内的结构排列图。

第五节　胸　　膜

［目的要求］

(一)掌握内容
1. 胸膜和胸膜腔的概念以及壁胸膜的分部。
2. 肋膈隐窝的位置。
3. 肺和胸膜下界的体表投影。
(二)了解内容
胸膜腔穿刺部位。

［实验用品］

(一)头颈部正中矢状切面标本
(二)胸膜标本

［观察内容］

(一)胸膜及胸膜腔
胸膜是衬覆于胸壁内面、膈上面、纵隔两侧面和肺表面等部位的一层浆膜。在标本上观察壁胸膜(肋胸膜、膈胸膜、纵隔胸膜、胸膜顶)、脏胸膜、胸膜腔;肺韧带;肋膈隐窝、肋纵隔隐窝。

(二) 胸膜的体表投影

1. 胸膜前界的体表投影　胸膜前界上端起自胸膜顶,向内下斜行,在第2胸肋关节水平两侧互相靠拢,沿正中线附近垂直下行。右侧于第6胸肋关节处移行于胸膜下界。左侧在第4胸肋关节处转向外下方,沿距胸骨侧缘2~2.5cm的距离向下行,在第6肋软骨的后方与胸膜下界相移行。

2. 胸膜下界的体表投影　右侧胸膜下界起自第6胸肋关节的后方,左侧胸膜下界起自第6肋软骨的后方。两侧胸膜下界起始后分别斜向外下方,在锁骨中线与第8肋相交,在腋中线与第10肋相交,在肩胛线与第11肋相交,最终止于第12胸椎高度。

(三) 肺的体表投影

两肺下缘的体表投影相同,在锁骨中线肺下缘与第6肋相交,在腋中线与第8肋相交,在肩胛线与第10肋相交,向内于第11胸椎棘突外侧2cm左右向上与肺后缘相移行。

[观察结果]

(一) 存在问题
(二) 如何解决
(三) 实验评价

[作业练习]

绘制呼吸系统全图。

第六节　纵　　隔

[目的要求]

(一) 掌握内容
纵隔的概念。
(二) 了解内容
纵隔的位置和分部。

[实验用品]

纵隔标本

[观察内容]

纵隔是两侧纵隔胸膜间全部器官、结构和结缔组织的总称。其前界为胸骨,后界为脊柱的胸段,两侧为纵隔胸膜。上界是胸廓上口,下界是膈。以胸骨角平面为界分为上纵隔和下纵隔。

（一）上纵隔

位于上纵隔内的结构有胸腺、头臂静脉、上腔静脉、膈神经、迷走神经、喉返神经、主动脉弓及其分支、气管、食管和胸导管等。

（二）下纵隔

下纵隔以心包为界，分为前、中、后纵隔。

1. 前纵隔　前纵隔位于胸骨体与心包之间，容纳胸腺或胸腺遗迹、纵隔前淋巴结、胸廓内动脉的纵隔支、疏松结缔组织和胸骨心包韧带等。

2. 中纵隔　中纵隔位于前、后纵隔之间，容纳心脏及出入心的大血管，包括升主动脉、肺动脉干、肺动脉、上腔静脉根部、肺静脉、奇静脉末端及心包、心包膈动脉、膈神经和淋巴结等。

3. 后纵隔　后纵隔位于心包与胸段脊柱之间，容纳气管杈、左、右主支气管、食管、胸主动脉、奇静脉、半奇静脉、胸导管、交感干胸段和淋巴结等。

［ 观察结果 ］

（一）存在问题
（二）如何解决
（三）实验评价

［ 作业练习 ］

绘制呼吸系统全图。

（马　晶）

第七章
泌 尿 系 统

泌尿系统由肾、输尿管、膀胱和尿道组成。其主要功能是排出机体新陈代谢过程中产生的废物和多余的水,保持机体内环境的平衡和稳定。肾生成尿液,输尿管输送尿液至膀胱,膀胱为储存尿液的器官,尿液经尿道排出体外。

第一节　肾

[目的要求]

(一) 掌握内容

1. 肾的位置、形态结构。
2. 肾段的概念。

(二) 了解内容

1. 泌尿系统的组成和功能。
2. 肾的毗邻,肾的体表投影。
3. 肾被膜及维持正常位置的因素。
4. 肾的变异。

[实验用品]

(一) 泌尿系统整体标本
(二) 肾冠状切面标本

[观察内容]

(一) 肾的形态
肾门、肾蒂、肾窦。

(二) 肾的位置

肾位于腹膜后间隙后上部脊柱的两侧,属腹膜外位器官。左、右肾的高度略有差异:左肾在第11 胸椎体的下缘至第 2~3 腰椎间盘之间;右肾则在第 12 胸椎体的上缘至第 3 腰椎体的上缘之间。两肾上端相距较近,距正中线平均为 3.8cm;下端相距较远,距正中线平均为 7.2cm。左、右两侧的第 12 肋分别斜过左肾后面的中部和右肾后面的上部。肾门约在第 1 腰椎体的平面,相当于第 9 肋软骨前端的高度,在正中线的外侧约 5cm。在腰背部,肾门的体表投影点在竖脊肌的外缘与第 12 肋的夹角处,此处称为肾区。

(三) 肾的结构

皮质,髓质。肾柱、肾锥体、肾乳头、肾小盏、乳头孔、肾大盏、肾盂。

(四) 肾的被膜

由内向外依次为纤维囊、脂肪囊和肾筋膜。

(五) 肾段

包括上段、上前段、下前段、下段和后段。

[观察结果]

(一) 存在问题
(二) 如何解决
(三) 实验评价

[作业练习]

1. 绘制泌尿系统全图。
2. 绘制肾冠状切面图。

第二节 输 尿 管

[目的要求]

(一) 掌握内容
输尿管的分部、狭窄部位及其临床意义。
(二) 了解内容
输尿管的走行,在盆部的毗邻(女性输尿管与子宫动脉的关系)。

[实验用品]

(一) 泌尿系统整体标本
(二) 男性盆腔正中矢状切面标本
(三) 女性盆腔正中矢状切面标本

[观察内容]

（一）输尿管的走行

输尿管是一对细长的肌性管道,长 20~30cm,属腹膜外位器官。根据其行程分为腹部、盆部和壁内部 3 部。

（二）输尿管的狭窄

输尿管的上狭窄位于肾盂与输尿管的移行处;输尿管的中狭窄位于骨盆上口,输尿管跨过髂血管处;输尿管的下狭窄在输尿管的壁内部。

[观察结果]

（一）存在问题
（二）如何解决
（三）实验评价

[作业练习]

绘制泌尿系统全图。

第三节　膀　　胱

[目的要求]

（一）掌握内容
1. 膀胱的形态、位置。
2. 膀胱三角的位置、黏膜的特点及临床意义。
（二）了解内容
膀胱的毗邻和构造。

[实验用品]

（一）泌尿系统整体标本
（二）男性盆腔正中矢状切面标本
（三）女性盆腔正中矢状切面标本
（四）游离膀胱标本

[观察内容]

(一) 膀胱的形态和分部

膀胱为一肌性囊状储尿器官,成人容量为 350~500ml,膀胱的最大容量为 800ml。膀胱空虚时近似锥体形,尖部朝向前上方称膀胱尖,后下部呈膨大的三角形称膀胱底,尖与底之间为膀胱体,膀胱的最下部为膀胱颈。

(二) 膀胱的位置

膀胱的位置随其充盈程度而异,空虚时全部位于小骨盆腔内,耻骨联合的后方。腹膜覆盖膀胱的上面和两侧,故膀胱为腹膜间位器官。膀胱充盈时,膀胱尖升起,同时膀胱上面的腹膜也被推到耻骨联合的上缘以上,此时进行耻骨联合上缘穿刺可不经腹膜腔。膀胱底的后方,在女性邻子宫颈和阴道上段;在男性邻直肠、输精管壶腹和精囊。膀胱颈的下方,在男性邻前列腺,在女性邻尿生殖膈。

(三) 膀胱三角

膀胱空虚时其内面的黏膜形成许多皱襞,充盈时皱襞则消失。在膀胱底,两侧输尿管口与尿道内口之间的三角形区域,黏膜光滑而无皱襞,称为膀胱三角。两侧输尿管口之间的皱襞称输尿管间襞,是寻找输尿管口的标志。在男性尿道内口后方的膀胱三角处,受前列腺中叶的推挤形成纵嵴状隆起,称膀胱垂。

[观察结果]

(一) 存在问题
(二) 如何解决
(三) 实验评价

[作业练习]

绘制泌尿系统全图。

第四节　女性尿道

[目的要求]

(一) 掌握内容
女性尿道的特点(与男性的对比)。
(二) 了解内容
女性尿道的开口位置。

[实验用品]

(一)泌尿系统整体标本
(二)女性盆腔正中矢状切面标本

[观察内容]

女性尿道较男性尿道短、宽而直。它起自膀胱的尿道内口,经阴道的前方行向前下方,穿过尿生殖膈,开口于阴道前庭的尿道外口,在穿过尿生殖膈处的周围有尿道阴道括约肌环绕。

[观察结果]

(一)存在问题
(二)如何解决
(三)实验评价

[作业练习]

绘制泌尿系统全图。

(左中夫)

第八章
男性生殖系统

生殖系统包括内生殖器和外生殖器两部分：内生殖器由生殖腺、生殖管道和附属腺组成，外生殖器以两性交媾器官为主。生殖系统的功能是繁殖后代和形成并保持第二性征，分为男性生殖系统和女性生殖系统。

男性内生殖器有生殖腺（睾丸）、输精管道（附睾、输精管、射精管、男性尿道）和附属腺（精囊、前列腺、尿道球腺）等。睾丸产生精子和分泌雄性激素。精子先贮存于附睾内，当射精时经输精管、射精管和尿道排出体外。精囊、前列腺和尿道球腺的分泌液参与精液的组成，并供给精子营养及有利于精子的活动。

男性外生殖器为阴茎和阴囊，前者是男性交媾器官，后者容纳睾丸和附睾。阴囊为一位于阴茎与会阴之间的皮肤囊袋。阴囊壁由皮肤和肉膜构成。肉膜在正中线向深部发出阴囊中隔，将阴囊腔分为左、右两部，其内各容纳一侧的睾丸和附睾。一般左侧部略低于右侧部。阴茎为男性的性交器官，可分为头、体、根 3 部分。

男性尿道具有排尿和排精的功能，它起自膀胱颈的尿道内口，止于阴茎头的尿道外口。成年人尿道长 16~22cm，管径为 5~7mm。按其行程可分为 3 部：前列腺部、膜部和海绵体部。临床上把前列腺部和膜部称为后尿道，海绵体部称为前尿道。

第一节　男性内生殖器

[目 的 要 求]

（一）掌握内容

1. 男性生殖系统的分部，各部所包括的器官及其功能。
2. 睾丸和附睾的形态、位置，睾丸的结构及其功能。
3. 输精管的分部和行程，射精管的合成及开口。精索的组成及行程，男性绝育术结扎输精管的部位。

（二）了解内容

1. 精囊腺的形态、位置和作用。
2. 前列腺的形态、分叶、毗邻、作用和年龄变化。
3. 尿道球腺的位置。

[实验用品]

(一) 男性盆腔正中矢状切面标本和模型
(二) 离体男性生殖系统整体标本
(三) 游离睾丸标本
(四) 游离精囊和射精管标本
(五) 游离前列腺标本

[观察内容]

(一) 睾丸

1. 睾丸　位于阴囊内,左、右各一。

2. 睾丸白膜　睾丸表面的一层坚厚的纤维膜。

3. 睾丸小叶　从睾丸纵隔发出许多呈扇形的睾丸小隔伸入睾丸实质并与白膜相连,将睾丸实质分为 100~200 个呈锥体形容纳生精小管的部位。

4. 生精小管(精曲小管)　是睾丸小叶内盘曲可产生精子的小管。

5. 精直小管　在睾丸纵隔附近生精小管集中、汇合变直的小管。

(二) 附睾

1. 附睾　新月形,紧贴睾丸的后上部且略偏外侧。

2. 附睾头　上端膨大的部分,由睾丸输出小管弯曲盘绕形成,末端汇合成一条附睾管。

3. 附睾体　占中部大部分,内有附睾管盘曲。

4. 附睾尾　附睾下部变细的部分,向内上弯曲移行为输精管。

(三) 输精管和射精管

1. 输精管　是附睾管延续形成的肌性管道,全长约 50cm,管壁较厚,管腔狭窄较细。在活体触摸时,呈细的圆索状。根据所在位置可分为 4 部。

2. 输精管壶腹　膀胱底的后面,向内侧走行的两侧输精管的膨大形成。

3. 射精管　输精管壶腹末端变细,与精囊的排泄管汇合成射精管,开口于尿道前列腺部。

(四) 精囊

位于膀胱底的后方、输精管壶腹的外侧,为一对长椭圆形表面凹凸不平的囊状器官。

(五) 前列腺

1. 前列腺　位于膀胱颈与尿生殖膈之间,与精囊和输精管壶腹相邻。

2. 前列腺底　上端宽大的部分,邻膀胱颈。

3. 前列腺尖　下端尖细的部分,向下接尿生殖膈。

4. 前列腺体　底与尖之间的部分,后面正中有一纵行浅沟称前列腺沟。

5. 男性尿道　起自膀胱的尿道内口,止于阴茎头的尿道外口。长 16~22cm,管径 0.5~0.7cm,具有排尿和排精的功能。

6. 前列腺的分叶　前叶(1 叶),中叶(1 叶)(前列腺峡),后叶(1 叶),侧叶(2 叶)。

(六) 尿道球腺

尿道球腺:为一对豌豆大小的腺体,位于尿道球的后上方,埋藏于尿生殖膈的肌内。其排泄管细长,约 3 cm,开口于尿道球部。

(七) 精索

从腹股沟管深环至睾丸上端的一对柔软的圆索状结构。

[观察结果]

(一) 存在问题
(二) 如何解决
(三) 实验评价

[作业练习]

(一) 填图题
1.
2.
3.
4.
5.
6.
7.

(二) 绘图题
绘制男性生殖系统全图。

前列腺水平切面

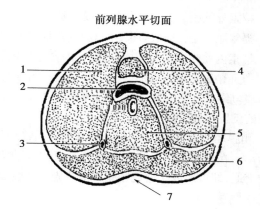

第二节　男性外生殖器

[目的要求]

(一) 掌握内容
阴茎的分部和构成。
(二) 了解内容
1. 阴囊的形态、构造和功能。
2. 阴茎皮肤的特点及临床意义。

[实验用品]

(一) 男性盆腔正中矢状切面标本和模型
(二) 离体男性生殖系统整体标本
(三) 分离阴囊标本
(四) 分离阴茎标本

（五）阴茎横断面标本

（六）阴茎正中矢状面标本及模型

［观察内容］

（一）阴囊

1. 阴囊　呈囊袋状，位于阴茎后下方。

2. 肉膜　是阴囊的浅筋膜，含致密结缔组织及平滑肌纤维，外界温度的变化可引起平滑肌的舒缩，以调节阴囊内的温度，有利于精子的生长发育。

3. 阴囊中隔　肉膜在正中线向深部发出阴囊中隔，将阴囊腔分为左、右两部，其内各容纳一侧的睾丸和附睾。

4. 精索外筋膜　是腹外斜肌腱膜的延续。

5. 提睾肌　是一薄层肌束，来自腹内斜肌和腹横肌，随精索下行并包绕睾丸，有上提睾丸的作用。

6. 精索内筋膜　来自腹横筋膜，其内含有少量平滑肌纤维。

7. 睾丸鞘膜　来自胚胎时的腹膜鞘突。出生后，鞘突与腹膜腔相通的部分闭锁，形成鞘韧带。鞘突下端包绕睾丸和附睾，形成睾丸鞘膜。此膜分为壁层和脏层，脏层紧贴在睾丸和附睾的表面，于后缘处反折移行为壁层。

8. 鞘膜腔　睾丸鞘膜脏、壁两层在睾丸后缘处相接续形成的腔，内有少量浆液，利于睾丸在阴囊内活动。在病理情况下腔内液体增多，形成睾丸鞘膜积液。若于出生后，腹膜鞘突未闭锁，仍与腹膜腔交通，即可形成交通性鞘膜积液或先天性腹股沟斜疝。

（二）阴茎

1. 阴茎　附着在耻骨下支和坐骨支上，可分为根、体和头 3 部分。

2. 阴茎海绵体　位于阴茎的背侧，左、右各一，两者紧密结合，其前端变细，嵌入阴茎头后面的陷窝内，构成阴茎的主体。其后端左右分离，称为阴茎脚，分别附着于两侧的耻骨下支和坐骨支。

3. 尿道海绵体　位于阴茎海绵体的腹侧，其全长被尿道所贯穿。

4. 阴茎根　阴茎的后端，附着在耻骨下支和坐骨支上。

5. 阴茎体　阴茎圆柱状的中部。悬于耻骨联合的前下方。

6. 阴茎头　尿道海绵体的前端膨大。

7. 阴茎包皮　包绕阴茎头的双层环形皮肤皱襞。

8. 包皮系带　阴茎头的腹侧中线处，阴茎包皮与尿道外口间的皮肤皱襞。

［观察结果］

（一）存在问题

（二）如何解决

（三）实验评价

［作业练习］

绘制阴茎中部横切面图。

第三节　男 性 尿 道

[目的要求]

（一）掌握内容
　1. 男性尿道的分部,各部的形态结构特点。
　2. 男性尿道的三个狭窄和两个弯曲的位置以及临床意义。
（二）了解内容
　男性尿道的三个扩大。

[实验用品]

（一）男性盆腔正中矢状切面标本和模型
（二）离体男性生殖系统整体标本
（三）分离阴茎标本
（四）阴茎横断面标本
（五）阴茎正中矢状面标本及模型

[观察内容]

（一）男性尿道
起自膀胱的尿道内口,止于阴茎头的尿道外口。
（二）尿道前列腺部
男性尿道在前列腺底穿入前列腺,下行至前列腺尖穿出的部分。
（三）尿道嵴
前列腺部后壁上有一纵行隆起,称尿道嵴,两侧的黏膜面上,有许多小孔,为前列腺管的开口。
（四）精阜
尿道嵴中部隆起的部分。
（五）前列腺小囊
精阜中央的小凹陷,两侧各有一个细小的射精管口。
（六）尿道膜部
是尿道穿经尿生殖膈的部分,管径较细,最短。
（七）尿道海绵体部
是尿道穿经尿道海绵体的部分,为 12~17cm。
（八）尿道球
尿道海绵体的中部呈圆柱形,向后逐渐增大为尿道球,有尿道球腺开口于此。
（九）尿道舟状窝
在阴茎头内尿道略扩大形成。

(十) 尿道外口

阴茎头尖端处一矢状位的开口。

(十一) 三个狭窄

尿道内口、尿道膜部、尿道外口。

(十二) 三个扩大

尿道前列腺部、尿道球部、尿道舟状窝。

(十三) 两个弯曲

耻骨下弯:在耻骨联合下方,凹面向上,固定不变。耻骨前弯:在耻骨联合前下方,凹面向下,将阴茎头上提,此弯曲消失。

[观察结果]

(一) 存在问题
(二) 如何解决
(三) 实验评价

[作业练习]

绘制男性膀胱和男性尿道前面观图。

(阿地力江·伊明　刘凤霞)

第九章
女性生殖系统

女性生殖系统分为内生殖器和外生殖器。内生殖器由生殖腺(卵巢)、输送管道(输卵管、子宫、阴道)和附属腺体(前庭大腺)组成,外生殖器即女性外阴。卵巢是产生卵子和分泌女性激素的器官。子宫是孕育胚胎、胎儿和产生月经的肌性器官。卵子成熟后排卵到腹膜腔,再经输卵管腹腔口进入输卵管,在输卵管内受精后移动到子宫,植入内膜并发育成胎儿。分娩时,胎儿出子宫口,经阴道娩出。本次课主要观察女性内生殖器、外生殖器及乳房、会阴等。

第一节　女性内生殖器

［目的要求］

(一) 掌握内容
1. 卵巢的位置、形态和固定装置。
2. 输卵管的位置、分部及各部的形态特点。
3. 子宫的位置、形态、分部和固定装置。

(二) 了解内容
1. 卵巢的功能、结构及其年龄变化。
2. 子宫壁的结构和子宫形态的年龄变化。
3. 阴道的位置、形态及阴道穹的作用。

［实验用品］

(一) 整体女性盆部标本与模型
(二) 女性盆部正中矢状切面标本与模型
(三) 女性内生殖器(卵巢、输卵管、子宫、阴道)游离标本与模型

［观察内容］

(一) 卵巢
利用女性盆腔矢状切标本观察卵巢的位置。

卵巢位于髂血管分叉处的卵巢窝内。在女性生殖器离体标本上观察卵巢的上、下两端,内、外

两面,前、后两缘。

1. 卵巢门　卵巢前缘借卵巢系膜附于子宫阔韧带的后面,其中部有血管、神经等出入,称卵巢门。

2. 卵巢悬韧带　卵巢悬韧带又称骨盆漏斗韧带,由腹膜纵行皱襞形成,起自骨盆上口的侧缘,向下连于卵巢的输卵管端,内含卵巢血管、淋巴管和神经丛等。

3. 卵巢固有韧带　卵巢固有韧带又名卵巢子宫索,连于卵巢子宫端与子宫底之间。

(二) 输卵管

输卵管是一对输送卵细胞的弯曲管道,长 10~14cm,连于子宫底的两侧,包藏在子宫阔韧带的上缘内,内端通子宫腔,外端开口于腹膜腔。在标本上可见其自内向外分为四部分。

1. 子宫部　输卵管子宫部即壁内部,是从子宫侧缘的上端穿入子宫壁内的一段,开口于子宫腔,此口称输卵管子宫口。

2. 峡部　输卵管峡短而细,壁较厚,血管较少,水平向内侧接子宫部,输卵管结扎术常在此部进行。

3. 壶腹部　输卵管壶腹部管径最粗,也是输卵管最长的一段,约占输卵管全长的 2/3,向外移行为漏斗部,血供丰富,弯曲而行,卵子常在此与精子结合形成受精卵。

4. 漏斗部　输卵管漏斗部是输卵管外端的扩大部分,呈漏斗状,向后弯曲覆盖在卵巢的上端和后内侧。漏斗部的末端有输卵管腹腔口,开口于腹膜腔,卵细胞经此口进入输卵管。漏斗的周缘有许多指状突起,称输卵管伞,其中最长的一条称卵巢伞,连于卵巢表面,有引导卵子经输卵管腹腔口进入输卵管的作用。

(三) 子宫

结合教材观察女性内生殖器(卵巢、输卵管、子宫、阴道)游离标本与模型。子宫是壁厚而腔小,是孕育胎儿和产生月经的肌性器官。

1. 子宫的形态　子宫略似倒置的梨形,可分前、后面和左、右缘。

(1) 子宫分部:子宫的上部圆凸称为子宫底,是输卵管子宫口以上的部分。下部狭窄为子宫颈,是癌肿好发部位。底与颈之间的部分为子宫体。子宫颈在成人长 2.5~3cm,下 1/3 突入阴道内为子宫颈阴道部;上 2/3 则为子宫颈阴道上部。子宫颈阴道上部与子宫体相接处的狭窄部分为子宫峡,长约 1cm。

(2) 子宫内腔:子宫内腔分为子宫腔和子宫颈管两部分,前者在子宫体内呈底向上的三角形,为一前后扁的裂隙,后者呈梭形。子宫颈管借其上口与子宫腔相通;向下借子宫口与阴道相通。子宫口在未生育的妇女呈圆形,分娩后呈横裂状。

2. 子宫的位置　子宫位于小骨盆腔的中央,前邻膀胱,后邻直肠,子宫底不超过小骨盆入口平面,子宫颈的下端不低于坐骨棘连线平面,子宫本身呈前倾前屈位。膀胱与子宫之间有膀胱子宫陷凹,直肠与子宫之间有直肠子宫陷凹。在坐位、半卧位和立位时,直肠子宫陷凹是腹膜腔最低的部位。

3. 子宫的固定装置　子宫主要靠韧带、盆膈、尿生殖膈和阴道的托持以及周围结缔组织的牵拉等作用维持其正常位置。子宫主韧带不易观察,可用手触摸标本和模型体会。注意观察骶子宫韧带表面覆盖的腹膜形成的弧形皱襞,即直肠子宫襞。子宫韧带列表见表9-1。

(四) 阴道

阴道长 8~10cm,上端较宽阔,包绕子宫颈阴道部,在子宫颈下端与阴道壁之间形成一环形凹陷,称阴道穹。阴道穹可分前、后部和左、右侧部。后部最深,与直肠子宫陷凹之间只有阴道后壁和一层腹膜相隔。阴道下部较窄,以阴道口开口于阴道前庭。处女膜位于阴道口处,由结缔组织

表 9-1 子宫的韧带

韧带名称	起点	止点	位置或行程	作用
子宫阔韧带	子宫体两侧	骨盆侧壁	子宫体的两侧	维持子宫正中位
子宫主韧带	子宫颈的侧方	骨盆侧壁	阔韧带的基底部	维持子宫颈位置,防止子宫脱垂
子宫圆韧带	子宫前面的两侧,靠近输卵管起始部的下方	阴阜及大阴唇	阔韧带内向前外→盆侧壁→腹股沟管→大阴唇	二者协同维持子宫前倾前屈位
骶子宫韧带	子宫颈后面	骶骨前面	直肠子宫陷凹两侧的弧形皱襞内	

和黏膜构成,呈半月形或环形。

(五)前庭大腺

前庭大腺位于阴道口的两侧,前庭球的后方,阴道括约肌的深面,腺管开口于阴道口的两侧。

[观察结果]

(一)存在问题
(二)如何解决
(三)实验评价

[作业练习]

绘制女性内生殖器概观图。

第二节 女性外生殖器

[目的要求]

(一)掌握内容
阴道前庭的位置及其内结构的位置关系。
(二)了解内容
1. 女性外阴各结构的名称。
2. 前庭大腺的位置及开口部位。

[实验用品]

(一)整体女性盆部标本与模型
(二)女性盆部正中矢状切面标本与模型

（三）女性外生殖器标本与模型
（四）前庭球和前庭大腺标本与模型

［观察内容］

注意观察原位和游离女性外生殖器标本与模型。

（一）阴阜

阴阜是耻骨联合前面的皮肤隆起,由大量富含皮下脂肪的结缔组织构成,青春期其皮肤长有阴毛,呈三角形分布。

（二）大阴唇

大阴唇是一对由阴阜向后伸展到会阴、纵行隆起的皮肤皱襞,列于阴道前庭两侧,青春期后长有阴毛。

（三）小阴唇

小阴唇位于大阴唇的内侧,为一对较薄的皮肤皱襞,表面光滑无毛。两侧小阴唇后端互相会合,形成阴唇系带。小阴唇的前端分成前、后两个小皱襞,前襞至阴蒂的背侧,左、右相连,形成阴蒂包皮;后襞至阴蒂腹侧,左、右相合,连于阴蒂,形成阴蒂系带。

（四）阴道前庭

阴道前庭是两侧小阴唇之间的裂隙,阴道前庭的前上部有尿道外口,后下部有较大阴道口。

（五）阴蒂

阴蒂由两个阴蒂海绵体组成,以阴蒂脚附于耻骨弓。

（六）前庭球

前庭球位于阴道口和尿道外口的两侧,在球海绵体肌(阴道括约肌)的深面。

［观察结果］

（一）存在问题
（二）如何解决
（三）实验评价

［作业练习］

【附】乳 房

［目的要求］

（一）掌握内容

1. 女性乳房的结构及其配布特点。

2. 输乳管和乳房悬韧带的结构特点及临床意义。

（二）了解内容

乳房的位置、形态及其与性别、年龄的关系。

[实验用品]

整体和纵切女性乳房标本与模型

[观察内容]

注意观察原位和游离女性乳房标本与模型。

乳房由皮肤、脂肪组织、纤维组织和乳腺构成，其表面的中央有乳头，乳房与胸肌筋膜之间形成乳房后间隙。

（一）位置与形态

乳房位于胸大肌表面的浅筋膜内，呈半球形。乳房的中央有乳头，乳头的周围有色素较深的环形皮肤区称为乳晕。乳头的表面有 10~15 个输乳孔，是乳房小叶的排泄管——输乳管的开口。输乳管以乳头为中心呈放射状排列。

（二）乳房的结构

乳房由皮肤、脂肪组织、纤维组织和乳腺构成。脂肪组织主要位于皮下。纤维组织向腺内伸入许多小隔，将乳腺分成 15~20 个乳腺叶，乳腺叶以乳头为中心呈放射状排列。每叶有一条排泄管称为输乳管。输乳管在近乳头处扩大成输乳管窦，其末端变细，开口于乳头。

乳房表面的皮肤与乳腺深面的深筋膜之间，有许多结缔组织小束相连，这些小束称乳房悬韧带或称 Cooper 韧带，对乳腺有支持作用。

[观察结果]

（一）存在问题

（二）如何解决

（三）实验评价

[作业练习]

绘制女性乳房结构简图。

【附】 会　　阴

[目的要求]

（一）掌握内容

会阴肌的组成、位置及形态。

（二）了解内容

1. 会阴的概念及境界。
2. 会阴的基本结构（盆膈、尿生殖膈等）。

[实验用品]

整体男、女性会阴标本与模型

[观察内容]

结合教材注意观察男、女性会阴标本与模型。

（一）境界

会阴有狭义和广义之分。狭义的会阴即产科会阴，指肛门与外生殖器之间狭小区域的软组织。广义的会阴指封闭小骨盆下口的所有软组织，呈菱形，其前界为耻骨联合下缘；后界为尾骨尖；两侧为耻骨下支、坐骨支、坐骨结节和骶结节韧带。以两侧坐骨结节的连线为界，可将会阴分为前、后两个三角形的区域。前方的是尿生殖区，男性有尿道通过，女性有尿道和阴道通过；后方的是肛区，其中央有肛管通过。

（二）会阴肌

1. 肛区的骨骼肌　肛提肌、尾骨肌、肛门外括约肌。
2. 尿生殖区的骨骼肌　会阴浅横肌、坐骨海绵体肌、球海绵体肌、会阴中心腱、会阴深横肌、尿道括约肌（女性尿道阴道括约肌）。

（三）会阴筋膜

会阴筋膜覆盖会阴肌形成盆膈和尿生殖膈等。

1. 浅筋膜
2. 深筋膜　在标本和模型上理解和观察：盆膈上筋膜、盆膈下筋膜、盆膈、尿生殖膈上筋膜、尿生殖膈下筋膜、尿生殖膈、会阴浅隙、会阴深隙。

[观察结果]

（一）存在问题
（二）如何解决
（三）实验评价

[作业练习]

绘制男性或女性浅层会阴肌。

（文小军　付升旗）

第十章

腹　　膜

［目的要求］

（一）掌握内容

1. 壁腹膜、脏腹膜、腹膜腔、网膜、系膜、韧带的概念。
2. 大网膜的位置及构成，小网膜的位置及分部。
3. 网膜囊和网膜孔的位置及围成。
4. 直肠膀胱陷凹、直肠子宫陷凹和肝肾隐窝的位置及临床意义。

（二）了解内容

1. 腹膜内位器官、腹膜间位器官和腹膜外位器官的概念及腹膜的功能。
2. 各系膜的名称及附着部位。
3. 肝、脾、胃的韧带名称及位置。
4. 腹膜腔的分区及间隙。

［实验用品］

（一）整体腹膜标本与模型
（二）男性腹盆部正中矢状切面标本与模型
（三）女性腹盆部正中矢状切面标本与模型

［观察内容］

（一）腹膜的分部

在成人腹膜整体标本和腹、盆腔矢状切模型上观察。腹膜是覆盖于腹腔壁、盆腔壁内面以及腹盆腔脏器表面的一层浆膜。腹膜的壁层与脏层是连续不断的一整层。其中被覆于腹腔和盆腔壁内面的叫腹膜壁层，被覆于脏器表面的叫腹膜脏层。腹膜脏、壁两层间的潜在间隙称腹膜腔。腹膜腔和腹腔在解剖学上是两个不同的概念。

（二）腹膜与腹盆腔脏器的关系

依脏器被腹膜覆盖情况，可将腹、盆脏器分为三种类型，即腹膜内位器官、腹膜间位器官、腹膜外位器官。注意观察腹膜内位、间位和外位器官。

（三）腹膜形成的结构

腹膜由腹、盆壁移行于脏器或从一个脏器移行于另一个脏器，这些移行部的腹膜形成各种不同结构。通常将连于胃的叫网膜,连于肠的叫系膜,连于其他器官的叫韧带。

1. 网膜

(1) 小网膜　从肝门连于胃小弯处的叫小网膜,分两部:左侧部是肝胃韧带,右侧部是肝十二指肠韧带。

(2) 大网膜　自横结肠连于胃大弯处的叫大网膜。注意观察其形态、位置和构成,并参照图谱观察网膜孔的位置。

(3) 依据腹腔脏器和腹膜的标本及腹、盆腔矢状切模型观察网膜囊的位置及六个壁。

1) 上壁:肝的尾状叶、膈下方的腹膜。

2) 下壁:大网膜前、后叶返折部。

3) 前壁:小网膜、胃后壁的腹膜、大网膜前叶。

4) 后壁:大网膜后叶、横结肠及系膜、胰、左肾及左肾上腺前的腹膜。

5) 左侧壁:脾、胃脾韧带、脾肾韧带。

6) 右侧壁:网膜孔。

2. 系膜

(1) 肠系膜:又称小肠系膜,是将空、回肠系连于腹后壁的双层腹膜。肠系膜附着于腹后壁的部分称为肠系膜根,其附着线自第 2 腰椎体左侧起斜向右下,至右侧骶髂关节前方止。

(2) 阑尾系膜:是阑尾与肠系膜下端间的三角形双层腹膜。

(3) 横结肠系膜:是较宽的双层腹膜,将横结肠系连于腹后壁,其根部附着线自结肠右曲起向左行,主要沿胰体前缘到达结肠左曲。

(4) 乙状结肠系膜:是将乙状结肠系连于左髂窝和骨盆腔左后壁上的双层腹膜。

3. 韧带　韧带由壁腹膜移行于脏腹膜或系连于各器官之间的腹膜构成。

(1) 肝的韧带:肝的上方有镰状韧带、冠状韧带和左右三角韧带;下方有肝胃韧带和肝十二指肠韧带;前方有肝圆韧带。

镰状韧带是腹前外侧壁上部和膈下面的壁腹膜向后移行于肝膈面和脏面的双层腹膜,呈矢状位走行,其内自脐延伸到肝脏面的游离缘肥厚,内含肝圆韧带。冠状韧带是肝与膈之间相互移行的腹膜,呈冠状位,分前(上)、后(下)两层。冠状韧带的左、右端,两层彼此会合,分别形成左、右三角韧带。

(2) 脾的韧带:胃脾韧带为自脾门连至胃底的双层腹膜,其内有脾动、静脉,胃网膜左动、静脉的起始部通过。脾肾韧带为自脾门连左肾前面的双层腹膜,其内有脾动、静脉通过。膈脾韧带是脾肾韧带向上延伸将脾连于膈下面的腹膜结构。

(3) 胃的韧带:胃膈韧带是将贲门左侧和食管腹段连于膈下面的腹膜结构。

4. 腹膜隐窝和陷凹　肝肾隐窝、直肠膀胱陷凹、直肠子宫陷凹。

(四) 腹膜腔的分区与间隙

注意在男、女性腹盆部正中矢状切面标本与模型上观察。

1. 结肠上区

(1) 肝上间隙:右肝上间隙、左肝上前间隙、左肝上后间隙、膈下腹膜外间隙。

(2) 肝下间隙:右肝下间隙、左肝下前间隙、左肝下后间隙。

2. 结肠下区

(1) 结肠旁沟:左结肠旁沟、右结肠旁沟。

(2) 肠系膜窦:左肠系膜窦、右肠系膜窦。

[观察结果]

(一) 存在问题
(二) 如何解决
(三) 实验评价

[作业练习]

1. 绘制腹盆部正中矢状切面模式图。
2. 绘制网膜囊和网膜孔(经第 1 腰椎体横切面)简图。

（文小军　付升旗）

脉 管 系 统

第十一章
心血管系统

第一节　心

[目的要求]

(一) 掌握内容

1. 心脏的位置、外形、毗邻。
2. 心腔(右心房、右心室、左心房、左心室)的形态结构,心脏的瓣膜位置与功能。
3. 房间隔与室间隔的形态结构。
4. 心脏传导系统的组成与功能概况。
5. 左、右冠状动脉的起始、行径、主要分支和分布。
6. 窦房结、房室结的血液供应。
7. 冠状窦的位置与开口;心大、中、小静脉的行径和注入。
8. 心包、心包腔的构成;心包横窦、斜窦、前下窦的位置。

(二) 了解内容

1. 卵圆孔未闭的临床意义。
2. 心壁的构造(心壁层次、结构、纤维组织支架、房室肌的不连续性)。
3. 心脏的体表投影。

[实验用品]

(一) 胸腔脏器原位标本
(二) 游离心脏标本及模型(示外形)
(三) 游离心脏标本及模型(示内部结构)
(四) 游离心脏标本及模型(示各层心肌)
(五) 心脏的血管标本及模型

（六）心脏传导系统的标本及模型
（七）心包标本

［观察内容］

（一）心脏的位置
心脏位于胸腔的中纵隔内，外裹以心包，约 2/3 位于正中线的左侧，1/3 位于正中线的右侧。心的前面大部分被肺和胸膜遮盖，只有一小部分借心包邻接胸骨与肋软骨，称心包裸区。

（二）心的外形
心可分为一尖、一底、两面、三缘，表面尚有四条沟。

心尖朝向左前下方，主要由左心室构成。心尖位于左侧第五肋间隙锁骨中线的内侧 1~2cm 处。心底朝向右后上方，主要由左心房和小部分右心房构成。两面包括胸肋面（前面）和膈面（下面）。下缘由右心室和心尖构成；右缘由右心房构成；左缘主要由左心室及小部分左心耳构成。四条沟包括冠状沟、前室间沟、后室间沟和后房间沟。

（三）心腔
1. 右心房　界沟和界嵴（分为前部的固有心房和后部的腔静脉窦）；固有心房包括右心耳、梳状肌、右房室口。腔静脉窦包括上腔静脉口、下腔静脉口、下腔静脉瓣、冠状窦口、冠状窦瓣、卵圆窝、Todaro 腱和 Koch 三角。

2. 右心室　室上嵴（右心室流入道和流出道的为界）；流入道（固有心腔）包括肉柱、前乳头肌、后乳头肌、隔侧乳头肌，隔缘肉柱（节制索）、右房室口、三尖瓣环、三尖瓣（前尖、后尖和隔侧尖）、腱索和三尖瓣复合体。流出道（动脉圆锥或漏斗部）包括肺动脉口、肺动脉环、肺动脉瓣、半月瓣小结和肺动脉窦。

3. 左心房　左心耳（包括梳状肌）、左心房窦（固有心房）包括四个肺静脉入口（左上肺静脉口、左下肺静脉口、右上肺静脉口、右下肺静脉口）和左房室口（出口）。

4. 左心室　二尖瓣的前尖分为流入道（窦部）和流出道（主动脉前庭）；流入道（窦部）包括尖瓣环、二尖瓣（前尖、后尖）、前乳头肌、后乳头肌，腱索和二尖瓣复合体。流出道包括主动脉前庭、主动脉口、主动脉瓣环、主动脉瓣、主动脉窦。

（四）心的构造
心纤维支架：右纤维三角（中心纤维体）和左纤维三角。

心壁：有心内膜、心肌层和心外膜组成。

心间隔：房间隔（房中隔）和室间隔（室中隔）。

（五）心传导系
包括窦房结、房室结、房室束（His 束）、左束支、右束支、Purkinje 纤维。

（六）心的血管
1. 动脉

（1）左冠状动脉

1）前室间支：左室前支（3~5 支者多见），右室前支（很短小，分布于右心室前壁靠近前室间沟的区域。右室前支的第 1 支往往在近肺动脉瓣的水平处发出，分布至肺动脉圆锥，称为左圆锥支。此支与右冠状动脉的右圆锥支互相吻合形成动脉环，称为 Vieussens 环，是常见的侧支循环）；室间隔前支（以 12~17 支多见）。

2) 旋支:左缘支、左室后支、窦房结支、心房支和左房旋支。

(2) 右冠状动脉:窦房结支、右缘支、后室间支、右旋支、右房支和房室结支。

2. 静脉　心大静脉、心中静脉、心小静脉、冠状窦;心前静脉(1~4支);心最小静脉(该静脉较细,常需要使用放大镜等工具进行观察)。

(七) 心包

纤维心包和浆膜心包(包括壁层和脏层)。

心包腔:心包横窦、心包斜窦、心包前下窦。

[观察结果]

(一) 存在问题
(二) 如何解决
(三) 实验评价

[作业练习]

1. 绘制心脏外形简图。
2. 绘制心腔简图。

（李　锋）

第二节　动　　脉

[目的要求]

(一) 掌握内容

1. 主动脉的起止、行程和分部。

2. 升主动脉的起止、位置和分支(左、右冠状动脉)。

3. 主动脉弓的起止、位置和分支(头臂干、左颈总动脉、左锁骨下动脉)。

4. 左、右颈总动脉的起始、位置及行程,颈动脉窦及颈动脉小球的形态、位置与功能,颈外动脉及颈内动脉在颈部的行程。

5. 甲状腺上动脉、舌动脉、面动脉、颞浅动脉、上颌动脉、脑膜中动脉的行程与分布。

6. 锁骨下动脉、腋动脉、肱动脉、桡动脉、尺动脉的起止、行程及主要分支;掌浅弓和掌深弓的组成。

7. 胸主动脉的起止与行程,肋间后动脉的行程与分布。

8. 腹主动脉的起止、行程和分布。

9. 腹腔干、肠系膜上动脉、肠系膜下动脉及其分支的行程和分布。

10. 肾动脉、睾丸动脉或卵巢动脉的行程和分布。

11. 髂内动脉的主要分支,子宫动脉及阴部内动脉的行程和分布。

12. 髂外动脉、股动脉、腘动脉、胫前动脉、胫后动脉、足背动脉的起止、行程和分布,股动脉的体表投影。

13. 头、颈、四肢动脉的摸脉部位及常用止血点：颞浅动脉、面动脉、颈总动脉、锁骨下动脉、肱动脉、桡动脉、股动脉、足背动脉。

(二)了解内容

1. 肺动脉干及左、右肺动脉的行程,动脉韧带的位置及动脉导管未闭的临床意义。

2. 枕动脉、耳后动脉、咽升动脉的行程与分布。

3. 支气管动脉、食管动脉的分布。

4. 掌浅弓、掌深弓的分支。

5. 膈下动脉、腰动脉和肾上腺动脉的分布。

6. 小肠动脉的配布特点。

7. 髂内动脉其他分支的分布概况。

8. 髂总动脉的起止和行程。

9. 股深动脉、腹壁下动脉、腓动脉,足底内、外侧动脉的行程和分布。

[实验用品]

(一)游离心的标本(示出入心的大血管及动脉韧带)

(二)肺动脉标本(示肺动脉自心至肺的行程)

(三)头颈部的动脉标本

(四)颈动脉窦和颈动脉小球标本

(五)游离上肢动脉标本

(六)手的动脉标本(示掌浅弓、掌深弓及其分支)

(七)胸壁动脉标本

(八)胸腔器官动脉标本(示胸主动脉及其分支)

(九)腹壁动脉标本(示腹主动脉的壁支)

(十)腹腔干及其分支标本

(十一)肠系膜上动脉及其分支标本

(十二)肠系膜下动脉及其分支标本

(十三)盆部动脉标本(盆部矢状切面)

(十四)会阴部动脉标本

(十五)游离下肢动脉标本

(十六)足的动脉标本(示足背和足底的动脉)

[观察内容]

(一)肺循环的动脉

在游离心和肺动脉的标本上观察肺动脉干的起始,观察肺动脉干及左、右肺动脉与主动脉及主动脉弓的位置关系。在肺动脉干分叉处稍左侧寻认连于主动脉弓下缘的动脉韧带。

(二)体循环的动脉

在游离心的标本上观察主动脉的起始部,即升主动脉,在该动脉的根部寻认左、右冠状动脉；

辨认主动脉弓凸侧发出的3大分支:头臂干、左颈总动脉和左锁骨下动脉(自右向左);观察自主动脉弓延续向下的降主动脉。

1. 颈总动脉　在头颈部的动脉标本上观察左、右颈总动脉及其分支分布,注意左、右两侧颈总动脉的起始不同。利用颈动脉窦和颈动脉小球标本,在颈总动脉末端与颈内动脉起始部寻认血管的膨大部分,即颈动脉窦;在颈总动脉分叉处的后方寻找一连于血管壁的扁椭圆形小体,即颈动脉小球。

(1) 颈外动脉:在头颈部的动脉标本上,观察自颈总动脉发出的颈外动脉和颈内动脉,此二动脉除了行程不同外,最明显的区别在于颈外动脉在颈部有分支,而颈内动脉却没有。颈外动脉共有8条分支,具体观察如下:

1) 甲状腺上动脉:甲状腺上动脉是颈外动脉的第1个分支,行向前下方至甲状腺侧叶的上端。

2) 舌动脉:舌动脉在平舌骨大角处发自颈外动脉前壁,行向舌。

3) 面动脉:面动脉在约平下颌角处发自颈外动脉前壁,绕过下颌骨下缘至面部,行程迂曲,可一直追踪观察至内眦,即内眦动脉。

4) 颞浅动脉:颞浅动脉是颈外动脉的终支之一,在外耳门的前上方、颧弓的根部寻找并观察之。

5) 上颌动脉:上颌动脉是颈外动脉的另一个终支,经下颌颈的深面入颞下窝。注意在下颌颈的深面观察发自上颌动脉且向上穿棘孔入颅的脑膜中动脉。

6) 枕动脉:在面动脉的起点相对处,观察发自颈外动脉且行至枕部的枕动脉。

7) 耳后动脉:在二腹肌后腹上缘的高度,观察发自颈外动脉且行至耳郭后方的耳后动脉。

8) 咽升动脉:在颈外动脉起始端的内侧壁寻找细小的沿咽侧壁上升至颅底的咽升动脉。

(2) 颈内动脉:在颈外动脉的外后方及后方观察颈内动脉,其在颈部无分支。

2. 锁骨下动脉　两侧锁骨下动脉起点不同,左锁骨下动脉起自主动脉弓,右锁骨下动脉起自头臂干,在观察中应予以注意。

锁骨下动脉的主要分支有:椎动脉、胸廓内动脉、甲状颈干和肋颈干。椎动脉自锁骨下动脉发出后向上穿第6~第1颈椎横突孔,在椎动脉起点的相对侧可观察到沿第1~6肋软骨后面下降的胸廓内动脉,在椎动脉的外侧观察一短的动脉干,即甲状颈干,在甲状颈干外侧的一个较小的动脉干即为肋颈干。

锁骨下动脉穿斜角肌间隙至第1肋外侧缘续为腋动脉,腋动脉经腋窝的深部至背阔肌的下缘移行为肱动脉,肱动脉在平桡骨颈的高度分为桡动脉和尺动脉。辨认这些动脉时注意其间的分界位点。

(1) 腋动脉:腋动脉为锁骨下动脉在腋窝的延续,分支较多,可依据各分支的分布范围、伴行的神经、穿经的孔隙等来进行辨认。包括胸上动脉、胸肩峰动脉、胸外侧动脉、肩胛下动脉、旋肱后动脉和旋肱前动脉等。

(2) 肱动脉:在臂前部肱二头肌内侧沟内寻找肱动脉,其最重要的分支是肱深动脉,走行于桡神经沟内,与桡神经伴行。

(3) 桡动脉:在前臂前面桡侧寻找桡动脉。

(4) 尺动脉:在前臂前面尺侧寻找尺动脉,注意观察尺动脉的分支骨间总动脉在前臂骨间膜的上缘又分为骨间前动脉和骨间后动脉。

(5) 掌浅弓和掌深弓

1) 掌浅弓:尺动脉的末端与桡动脉的掌浅支吻合形成掌浅弓,自弓的凸侧可观察到3条指掌侧总动脉和 1 条小指尺掌侧动脉。

2)掌深弓:桡动脉的末端与尺动脉的掌深支吻合形成掌深弓,自弓的凸侧可观察到 3 条掌心动脉。

3. 胸主动脉　胸主动脉是胸部的动脉主干,在第 4 胸椎的左侧续于主动脉弓,到第 10 胸椎高度处,穿膈的主动脉裂孔移行于腹主动脉。注意观察胸主动脉的壁支如肋间后动脉(9 对,沿肋沟走行)、肋下动脉(1 对,第 12 肋下方)等。

4. 腹主动脉　腹主动脉是腹部的动脉主干。腹主动脉至第 4 腰椎体的下缘处分为左、右髂总动脉。注意观察腹主动脉的壁支如腰动脉(4 对)和骶正中动脉(1 条)等。腹主动脉的脏支为观察的重点,脏支分为成对的和不成对的两种。

成对的脏支主要观察肾上腺中动脉、肾动脉、睾丸动脉或卵巢动脉等,按照各动脉所供应的器官、走行来识别。

不成对的脏支自上而下依次有腹腔干、肠系膜上动脉和肠系膜下动脉,具体如下:

腹腔干:粗而短,在膈的主动脉裂孔的稍下方起自腹主动脉的前壁,随即分为胃左动脉、肝总动脉和脾动脉 3 大分支。胃左动脉行向左上方沿胃小弯走行;肝总动脉行向右又分为肝固有动脉和胃十二指肠动脉,肝固有动脉又发出胃右动脉,胃十二指肠动脉又分为胃网膜右动脉和胰十二指肠上动脉;脾动脉沿胰的上缘蜿蜒左行至脾门,又发出胃后动脉、胃短动脉、胃网膜左动脉等。在观察这些动脉分支时,注意胃左、右动脉沿胃小弯走行,胃网膜左、右动脉沿胃大弯走行,胃后、胃短动脉分布于胃底。

肠系膜上动脉:在腹腔干的稍下方,约平第 1 腰椎的高度起自腹主动脉的前壁。其主要分支有:胰十二指肠下动脉(行于胰头和十二指肠之间)、空肠动脉和回肠动脉(13~18 条,发自肠系膜上动脉的左侧壁)、回结肠动脉(发自肠系膜上动脉右侧壁的最下方,注意观察由回结肠动脉发出的分布于阑尾的阑尾动脉)、右结肠动脉、中结肠动脉等。

肠系膜下动脉:是腹主动脉最下方的一个不成对脏支,在约平第 3 腰椎的高度发自腹主动脉的前壁,主要分支有左结肠动脉、乙状结肠动脉、直肠上动脉,分别分布于降结肠、乙状结肠和直肠上部。

5. 髂总动脉　髂总动脉由腹主动脉分出后,沿腰大肌的内侧下行至骶髂关节处分为髂内动脉和髂外动脉。

(1)髂内动脉:是盆部动脉的主干,为一短干,注意观察其壁支和脏支。壁支有闭孔动脉(穿闭孔膜)、臀上动脉(出梨状肌上孔)、臀下动脉(出梨状肌下孔)等,脏支有脐动脉(远侧段闭锁,近侧段发出 2~3 条膀胱上动脉)、膀胱下动脉(分布于膀胱底、精囊和前列腺)、直肠下动脉(分布于直肠下部)、子宫动脉(在子宫颈外侧约 2cm 处与输尿管有交叉)、阴部内动脉(出梨状肌下孔经坐骨小孔至坐骨肛门窝)。

(2)髂外动脉:沿腰大肌内侧缘下降,经腹股沟韧带中点的深面至股前部,移行为股动脉。

(3)股动脉:在股前部寻找由髂外动脉直接延续来的股动脉。股动脉的主要分支为股深动脉,该动脉又发出旋股内侧动脉、旋股外侧动脉和穿动脉(3~4 条)。

(4)腘动脉:在腘窝寻找由股动脉移行而来的腘动脉,在腘窝的深部下行并分为胫前动脉和胫后动脉。

(5)胫后动脉:在小腿后面浅、深层肌之间寻找胫后动脉,该动脉上部发出腓动脉(沿腓骨内侧下行),在足底分为足底内、外侧动脉。

(6)胫前动脉:由腘动脉发出后,穿小腿骨间膜至小腿前群肌之间下行。在小腿骨间膜的前面、小腿前群肌之间可观察到该动脉。

(7) 足背动脉:是胫前动脉的直接延续,故沿着胫前动脉很容易观察到该动脉。

[观察结果]

(一) 存在问题
(二) 如何解决
(三) 实验评价

[作业练习]

1. 绘制腹主动脉不成对脏支及其分支图。
2. 如何能在活体上迅速定位颈总动脉、锁骨下动脉、桡动脉、尺动脉、股动脉和足背动脉?

（刘 芳　杨向群）

第三节　静　　脉

静脉是运送血液回心的血管,起始于毛细血管,止于心房。静脉的数量比动脉多,管径较粗,管腔较大。与伴行的动脉相比,静脉管壁薄而柔软,弹性也小。标本上的静脉管壁塌陷,含有淤血。

[目的要求]

(一) 掌握内容

1. 上、下腔静脉的起止、行程和属支
2. 面静脉的起止、行程和交通。
3. 颈内静脉的起止、行程和主要属支。
4. 锁骨下静脉的起止和行程。
5. 静脉角的构成。
6. 颅内、外静脉的交通。
7. 头静脉、贵要静脉、肘正中静脉的行程及注入部位。
8. 大隐静脉的起始、行程、注入部位和属支。
9. 小隐静脉的起始、行程和注入部位。
10. 髂总静脉、髂内静脉、髂外静脉、股静脉的起止、行程和属支。
11. 肝门静脉的组成、行程、属支以及与上、下腔静脉的吻合途径和临床意义。

(二) 了解内容

1. 静脉系统的组成和静脉的结构特点。
2. 左、右肺静脉的行程。
3. 头颈部浅静脉的起止、行程和属支。
4. 奇静脉、半奇静脉、副半奇静脉的起止和行程。
5. 椎静脉丛的位置与交通。

6. 下肢浅、深静脉的交通支。

[实验用品]

(一) 标本

1. 静脉瓣标本
2. 肺静脉标本
3. 头、颈部浅静脉标本
4. 头、颈部深静脉标本
5. 颅内、外静脉交通支标本
6. 上、下肢浅静脉标本
7. 上、下肢深静脉标本
8. 奇静脉及其属支标本
9. 肝门静脉及其属支标本
10. 心脏标本(示连于心的上、下腔静脉)

(二) 模型

1. 全身浅静脉模型
2. 头颈部静脉模型
3. 颅内、外静脉交通支模型
4. 上、下肢浅静脉模型
5. 椎静脉丛模型
6. 奇静脉及其属支模型
7. 肝门静脉属支及其与上、下腔静脉的吻合模型

[观察内容]

(一) 总论

静脉是运送血液回心的血管,起始于毛细血管,止于心房。静脉的数量比动脉多,管径较粗,管腔较大。与伴行的动脉相比,静脉管壁薄而柔软,弹性也小。观察静脉标本和全身浅静脉模型,比较静脉与动脉的特点。

(二) 肺循环的静脉

肺静脉每侧两条,分别为左上、左下肺静脉和右上、右下肺静脉。肺静脉起自肺门,向内穿过纤维心包。注入左心房后部。观察心脏标本或心肺联合标本。

(三) 体循环的静脉

观察上、下腔静脉及其属支标本和模型。

1. 上腔静脉系

(1) 上腔静脉:由左、右头臂静脉汇合而成,沿升主动脉右侧下行,至右侧第 2 胸肋关节后方穿纤维心包,平第 3 胸肋关节下缘注入右心房。

(2) 头臂静脉(观察头颈部静脉标本与模型):由颈内静脉和锁骨下静脉在胸锁关节后方汇合而成,左头臂静脉比右头臂静脉长。

1）颈内静脉：颈内静脉于颈静脉孔处续于乙状窦，在颈动脉鞘内沿颈内动脉和颈总动脉外侧下行，至胸锁关节后方与锁骨下静脉汇合成头臂静脉。①颅内属支（见神经系统）。②颅外属支：a. 面静脉：起自内眦静脉，在面动脉的后方下行，至舌骨大角附近注入颈内静脉，无静脉瓣。经眼上静脉、眼下静脉、面深静脉与颅内静脉交通。b. 下颌后静脉：由颞浅静脉和上颌静脉在腮腺内汇合而成，下颌后静脉下行至腮腺下端处分为前、后两支，前支注入面静脉，后支与耳后静脉和枕静脉汇合成颈外静脉。

2）锁骨下静脉：于第 1 肋外侧缘续于腋静脉，向内行于腋动脉前下方，至胸锁关节后方与颈内静脉汇合成头臂静脉，两静脉汇合部称静脉角。①颈外静脉：由下颌后静脉的后支、耳后静脉和枕静脉在下颌角处汇合而成，沿胸锁乳头肌表面下行，注入锁骨下静脉或静脉角。②颈前静脉：起自颏下方的浅静脉，沿颈前正中线两侧下行，左、右颈前静脉在胸骨柄上方常吻合成颈静脉弓。

3）上肢的静脉（观察上肢静脉标本与模型）：①上肢浅静脉：a. 头静脉：起自手背静脉网的桡侧，沿前臂桡侧、肘部的前面以及肱二头肌外侧沟上行，经三角肌与胸大肌间沟行穿深筋膜注入腋静脉或锁骨下静脉。b. 贵要静脉：起自手背静脉网的尺侧，沿前臂尺侧、肘部前面，在肘窝处接受肘正中静脉，再经肱二头肌内侧沟上行至臂中部，穿深筋膜注入肱静脉。c. 肘正中静脉：在肘窝处连接头静脉和贵要静脉。②上肢深静脉：桡静脉、尺静脉、肱静脉、腋静脉与同名动脉伴行。以上内容观察上肢静脉标本与模型。

（3）胸部的静脉（观察胸部静脉标本与模型）

1）奇静脉：在右膈脚处起自右腰升静脉，沿食管后方和胸主动脉右侧上行，至第 4 胸椎体高度向前勾绕右肺根上面，注入上腔静脉。沿途收纳右腰升静脉、右肋间静脉、食管静脉、支气管静脉和半奇静脉。

2）半奇静脉：在左膈脚处起自左腰升静脉，沿胸椎体左侧上行至第 8 胸椎体高度经胸主动脉和食管后方向右跨越脊柱，注入奇静脉。收纳左腰升静脉、左侧躯干下部的肋间后静脉、食管静脉和副半奇静脉。

3）副半奇静脉：收纳左侧躯干上部的肋间后静脉。

4）脊柱静脉：按部位将其分为椎外静脉丛和椎内静脉丛，椎内、外静脉丛无瓣膜，互相吻合。

5）胸腹壁静脉：起源于上腹浅静脉，上行汇至腋静脉或胸外侧静脉。

6）胸廓内静脉：与同名动脉伴行。

2. 下腔静脉系（观察）

（1）下腔静脉：由左、右髂总静脉在第 4 或第 5 腰椎体右前方汇合而成，沿腹主动脉右侧和脊柱右前方上行，穿膈的腔静脉孔进入胸腔，再穿纤维心包注入右心房。

（2）髂总静脉（观察下肢静脉标本与模型）：由髂外静脉和髂内静脉汇合而成，与髂总动脉行至第 5 腰椎体右侧汇合成下腔静脉。

1）髂内静脉：与同名动脉伴行，收纳膀胱静脉丛、直肠静脉丛、子宫静脉丛、阴道静脉丛的静脉血。①壁支：臀上静脉、臀下静脉、闭孔静脉、骶外侧静脉。②脏支：直肠下静脉、阴部内静脉、子宫静脉。

2）髂外静脉：是股静脉的直接延续，接受腹壁下静脉、旋髂深静脉。

3）下肢的静脉：①下肢浅静脉：a. 大隐静脉：在足内侧缘起自足背静脉弓，经内踝前方，沿小腿内侧面、膝关节内后方、大腿内侧面上行，至耻骨结节外下方 3~4cm 处穿阔筋膜的隐静脉裂孔，注入股静脉。注入股静脉之前接受股内侧浅静脉、股外侧浅静脉、阴部外静脉、腹壁浅静脉、旋髂浅静脉。b. 小隐静脉：在足外侧缘起自足背静脉弓，经外踝后方，沿小腿后面上行，至腘窝下角处穿深筋膜注入腘静脉。②下肢深静脉:胫前静脉、胫后静脉、腘静脉、股静脉与同名动脉伴行。

（3）腹部的静脉（观察腹部静脉标本与模型）

1）壁支:成对,与同名动脉伴行,有膈下静脉、腰静脉、腰升静脉。

2）脏支:①睾丸静脉或卵巢静脉:蔓状静脉丛;②肾静脉;③肾上腺静脉;④肝静脉。

（4）肝门静脉系（观察肝门静脉标本与模型）

1）肝门静脉:多由肠系膜上静脉和脾静脉在胰颈后面汇合而成,经胰颈和下腔静脉之间上行进入肝十二指肠韧带,在肝固有动脉和胆总管的后方上行至肝门,分为两支,分别进入肝左叶和肝右叶。

2）属支:①肠系膜上静脉;②脾静脉;③肠系膜下静脉;④胃左静脉;⑤胃右静脉:幽门前静脉;⑥胆囊静脉;⑦附脐静脉。

[观察结果]

（一）存在问题
（二）如何解决
（三）实验评价

[作业练习]

总结全身静脉简表。

（孙　俊）

第十二章
淋 巴 系 统

淋巴系统由淋巴管道、淋巴器官和淋巴组织组成,是心血管系统的辅助系统,协助静脉引流组织液。淋巴管道和淋巴结的淋巴窦内含有淋巴液,简称淋巴;自小肠绒毛中的中央乳糜管至胸导管的淋巴管道中的淋巴因含乳糜微粒呈白色,其他部位的淋巴管道中的淋巴无色透明。淋巴液向心流动,最后汇入静脉。淋巴器官包括脾、胸腺、淋巴结、扁桃体等。淋巴器官和淋巴组织具有产生淋巴细胞、过滤淋巴液和进行免疫应答的功能。

第一节 总 论

[目的要求]

(一) 掌握内容
1. 淋巴系统的组成和功能。
2. 淋巴管道的分类和联属关系。
3. 9 条淋巴干的位置和收纳范围。
4. 胸导管的起始、走行、注入部位及收纳范围。
(二) 了解内容
1. 淋巴结的形态、结构及功能。
2. 毛细淋巴管、淋巴管、淋巴干的结构特点。
3. 右淋巴导管的组成、注入部位及收纳范围。

[实验用品]

(一) 毛细淋巴管切片或染色标本
(二) 淋巴管、淋巴干和淋巴导管标本
(三) 脾、胸腺、胸导管标本
(四) 全身浅淋巴管和主要淋巴结模型
(五) 胸导管模型

[观察内容]

（一）观察淋巴管道的模型和标本

1. 毛细淋巴管　在显微镜下观察毛细淋巴管切片或染色标本。

2. 淋巴管　浅淋巴管、深淋巴管。

3. 淋巴干　左、右颈干；左、右锁骨下干；左、右支气管纵隔干；左、右腰干和肠干。

4. 淋巴导管　在模型和标本上观察乳糜池、胸导管和右淋巴导管。

（二）观察淋巴器官标本

1. 淋巴结

2. 扁桃体和胸腺（见消化系统和内分泌系统）

3. 脾

（三）淋巴组织

弥散淋巴组织、淋巴小结（见消化系统）。

[观察结果]

（一）存在问题

（二）如何解决

（三）实验评价

[作业练习]

以简表的形式总结全身淋巴回流。

第二节　淋巴结的位置和淋巴引流范围

[目的要求]

（一）掌握内容

1. 头、颈部主要淋巴结群的位置、收纳范围及注入关系。

2. 腋淋巴结的分群、位置、收纳范围及注入关系。

3. 腹股沟浅、深淋巴结的位置及收纳范围。

（二）了解内容

乳腺、子宫、肺、食管、胃、肝、直肠与肛门的淋巴回流。

[实验用品]

（一）头颈部的淋巴管和淋巴结标本

（二）四肢的浅淋巴管和淋巴结标本

（三）气管、支气管和肺的淋巴结标本

（四）腹腔脏器的淋巴结标本

（五）盆部淋巴结标本

（六）全身浅淋巴管和主要淋巴结模型

[观察内容]

（一）观察头颈部的淋巴管和淋巴结标本

1. 头部的淋巴结

（1）下颌下淋巴结

（2）颏下淋巴结

（3）腮腺淋巴结

（4）乳突淋巴结

（5）枕淋巴结

2. 颈部的淋巴结

（1）颈前淋巴结

（2）颈外侧淋巴结

1）颈外侧浅淋巴结

2）颈外侧深淋巴结:副神经淋巴结、锁骨上淋巴结、斜角肌淋巴结、Virchow 淋巴结。

（二）观察上肢的淋巴管和淋巴结标本

1. 肘淋巴结

2. 腋淋巴结

（1）外侧淋巴结

（2）胸肌淋巴结

（3）肩胛下淋巴结

（4）中央淋巴结

（5）尖淋巴结

（三）观察胸部的淋巴管和淋巴结标本

1. 胸壁的淋巴结

（1）胸骨旁淋巴结

（2）肋间淋巴结

2. 胸腔脏器的淋巴结

（1）纵隔前淋巴结

（2）纵隔后淋巴结

（3）气管、支气管和肺的淋巴结

1）肺淋巴结

2）支气管肺门淋巴结

3）气管、支气管淋巴结

4）气管旁淋巴结

（四）观察腹部的淋巴管和淋巴结标本

1. 腰淋巴结

2. 腹腔淋巴结

3. 肠系膜上淋巴结

4. 肠系膜下淋巴结

（五）观察盆部的淋巴管和淋巴结标本

1. 髂内淋巴结

2. 髂外淋巴结

3. 髂总淋巴结

（六）观察下肢的淋巴管和淋巴结标本

1. 腘淋巴结

2. 腹股沟淋巴结

（1）腹股沟浅淋巴结

（2）腹股沟深淋巴结

［观察结果］

（一）存在问题

（二）如何解决

（三）实验评价

［作业练习］

以简表的形式总结全身淋巴回流。

第三节　脾

［目的要求］

（一）掌握内容

脾的形态、位置。

（二）了解内容

脾的功能。

［实验用品］

（一）脾标本

（二）脾模型

[观察内容]

(一) 观察脾标本及模型

两面:膈面和脏面;两端:前端和后端;两缘:上缘和下缘;脾门;脾切迹。

(二) 脾的位置

脾位于左季肋部,在胃底与膈之间,第 9~11 肋的深面,其长轴与第 10 肋一致。正常时在体表左肋弓下触不到脾。脾由胃脾韧带、脾肾韧带、膈脾韧带和脾结肠韧带支持固定。

[观察结果]

(一) 存在问题
(二) 如何解决
(三) 实验评价

[作业练习]

以简表的形式总结全身淋巴回流。

(张红旗)

感 觉 器

第十三章
概述（略）

第十四章
视 器

第一节 眼 球

[目的要求]

（一）掌握内容

1. 眼球壁三层膜的位置及结构特点。

2. 眼球内容物的位置、形态及结构特点。

3. 眼房的位置，房水产生部位与循环途径。

4. 眼球屈光系统的组成。

（二）了解内容

眼球的外形及其在眶内的位置。

[实验用品]

（一）新鲜猪或牛眼球标本

（二）眼球模型（显示眼球壁）

（三）晶状体模型

（四）玻璃体模型

（五）活体眼部观察（学生相互观察角膜、虹膜、瞳孔等）

[观察内容]

(一) 眼球壁
通过活体观察,示教标本和模型辨认眼球壁的形态、分部及位置。
1. 纤维膜
(1) 角膜:眼球壁外层前面突出的椭圆形透明薄膜。
(2) 巩膜:眼球壁外层后面的不透明纤维膜。活体观察位于角膜周围的白色部分。
2. 血管膜
(1) 虹膜:眼球壁中层最前部的环形薄膜。活体观察即眼球前面的棕色圆形区,其中央的黑色圆形区为瞳孔。
(2) 睫状体:为血管膜中层肥厚部分,其后部平坦区为睫状环,前部放射状的突起为睫状突。
(3) 脉络膜:位于眼球壁中层后部,富含血管和色素。
3. 视网膜
(1) 分部:视网膜位于眼球壁的内层,贴附于虹膜内面的部分,为虹膜部;睫状体内面的部分,为睫状体部;脉络膜内面的部分,为脉络膜部。
(2) 视神经盘:在眼球后极,对应于视神经起始处的圆盘形区域。
(3) 黄斑:视神经盘颞侧下方的淡黄色区域。
(二) 眼球内容物
1. 房水　位于眼房内的无色透明液体,由睫状体产生。
2. 晶状体　为一双面凸透镜状的透明组织,位于玻璃体前方、虹膜后方。
3. 玻璃体　无色透明,呈胶状半固体,其前面有一凹面,容纳晶状体。

[观察结果]

(一) 存在问题
(二) 如何解决
(三) 实验评价

[作业练习]

1. 总结眼球壁及眼球内容物组成。
2. 总结眼的屈光系统构成。

第二节　眼　副　器

[目的要求]

(一) 掌握内容

1. 眼睑的形态结构及其临床意义。
2. 结膜的分部及结构特点。
3. 泪器的组成,泪腺的位置,泪道的形态结构、泪液引流途径。
4. 运动眼球和眼睑的肌肉名称、位置、作用及神经支配。

(二) 了解内容

眶脂体和眶筋膜的位置及形态结构。

[实验用品]

(一) 新鲜猪或牛眼球标本
(二) 眼球模型
(三) 眼睑标本(显示上、下睑,睫毛)
(四) 泪腺标本(显示泪腺位置)
(五) 眼外肌标本(显示眼外肌的位置、轮廓)
(六) 眶腔标本(从颅前窝去除颅骨,显示眶腔内结构)
(七) 活体眼部观察(学生相互观察眼睑、睫毛、泪点等)

[观察内容]

(一) 眼睑

通过活体观察,辨认眼睑及相关的结构。上睑和下睑分别位于睑裂的上、下方;上、下眼睑各有睫毛分布,上睑睫毛多而长,下睑睫毛短而少。睑裂的内、外侧分别为内眦和外眦。

(二) 结膜

1. 睑结膜　覆盖在上、下眼睑的内面。可翻开眼睑进行活体观察。
2. 球结膜　覆盖在眼球的前面。
3. 结膜穹窿　为睑结膜和球结膜的移行处,呈皱褶状。

(三) 泪器

1. 泪腺　位于眼眶外上方的泪腺窝内。
2. 泪点和泪小管　可行活体观察,在上、下睑缘的内侧端各有一呈圆形隆起的孔状结构,分别为上泪点和下泪点。泪小管连接泪点与泪囊。
3. 泪囊　为一囊状结构,位于眶内侧壁前部的泪囊窝。
4. 鼻泪管　为一膜性管道,上部位于骨性鼻泪管内,下部位于鼻腔外侧部黏膜深面。

(四) 眼球外肌

通过标本和模型观察,辨认其位置。

1. 上睑提肌　眼球上方,起于视神经管前上方的眶壁,止于上睑皮肤、上睑板。

2. 上直肌　眼球上方(上睑提肌下方),起于总腱环,止于眼球前方巩膜的上部。

3. 下直肌　眼球下方,起于总腱环,止于眼球前方巩膜的下部。

4. 内直肌　眼球内侧,起于总腱环,止于眼球前方巩膜的内侧。

5. 外直肌　眼球外侧,起于总腱环,止于眼球前方巩膜的外侧。

6. 上斜肌　位于上、内直肌之间,起于蝶骨体,止于眼球后外侧的巩膜。

7. 下斜肌　较短,位于眶下壁与下直肌之间,起于眶下壁内侧,止于眼球后下部的巩膜。

［观察结果］

(一) 存在问题

(二) 如何解决

(三) 实验评价

［作业练习］

整理眼外肌的位置及起、止点和作用。

第三节　眼 的 血 管

［目的要求］

(一) 掌握内容

视网膜中央动脉的行程和分支。

(二) 了解内容

1. 眼动脉的起止、行程和分布。

2. 眼静脉的回流及其与颅内、外静脉的联系和临床意义。

［实验用品］

(一) 新鲜猪或牛眼球标本

(二) 眼球模型(显示眼球壁)

(三) 眼动脉及分支标本

(四) 眼静脉标本

[观察内容]

(一) 眼动脉(视网膜中央动脉)

视网膜中央动脉起自眼动脉,经视神经至视神经盘处分为视网膜鼻侧上、下小动脉和视网膜颞侧上、下小动脉,分布至对应视网膜区。经检眼镜可观察上述动脉分支。

(二) 眼静脉

1. 眼上静脉 起自眶内上角,经眶上裂注入海绵窦。

2. 眼下静脉 起自眶下壁及内侧壁的静脉网,注入眼上静脉和翼静脉丛。

3. 视网膜中央静脉 收纳视网膜静脉,注入眼上静脉或海绵窦。

4. 涡静脉 呈涡卷状,位于眼球中膜外层,收纳虹膜、睫状体和脉络膜的静脉血,汇入眼上、下静脉。

[观察结果]

(一) 存在问题
(二) 如何解决
(三) 实验评价

[作业练习]

总结泪液的产生及排出途径。

(孙晋浩)

第十五章
前 庭 蜗 器

第一节 外 耳

[目的要求]

(一) 掌握内容

1. 外耳道的分部和走向、新生儿外耳道的特点。

2. 鼓膜的位置、形态及分部特点。

(二) 了解内容

外耳的组成。

[实验用品]

(一) 耳郭活体观察 (学生相互观察耳郭外形,耳垂)

(二) 外耳道模型

(三) 鼓膜模型

[观察内容]

(一) 耳郭

通过活体观察,辨认耳垂、外耳门、耳轮、对耳轮、三角窝、耳屏等结构。

(二) 外耳道

从外耳门至鼓膜的弯曲管道。向后上牵拉耳郭,观察外耳道的变化。

(三) 鼓膜

通过耳镜行活体观察,结合鼓膜模型辨认相关结构,包括鼓膜脐、锤骨前壁和后壁、松弛部和紧张部、光锥等。

[观察结果]

(一) 存在问题

(二) 如何解决

（三）实验评价

[作业练习]

绘制鼓膜结构图。

第二节　中　耳

[目的要求]

（一）掌握内容
1. 鼓室的位置、分部、六个壁的主要结构、毗邻及交通。
2. 咽鼓管的位置、分部、作用及幼儿咽鼓管的特点。
（二）了解内容
1. 中耳的组成。
2. 听小骨的名称、连结及作用。
3. 鼓膜张肌及镫骨肌的作用。
4. 乳突小房和乳突窦的位置及临床意义。

[实验用品]

（一）鼓室标本及模型
（二）听小骨标本（锤骨、砧骨、镫骨）
（三）咽鼓管标本
（四）乳突窦标本

[观察内容]

（一）鼓室
1. 鼓室壁
（1）上壁：盖壁。
（2）下壁：颈静脉壁。
（3）前壁：颈动脉壁。
（4）后壁：乳突壁，辨认锥隆起。
（5）外侧壁：鼓膜壁。
（6）内侧壁：迷路壁。观察岬、前庭窗、蜗窗、面神经管凸。
2. 听小骨
（1）锤骨：鼓槌状，分锤骨头、柄和外侧突、前突。
（2）砧骨：砧状，分砧骨体及长、短二脚。

(3) 镫骨:马镫状,分镫骨头、颈、底及前、后二脚。

3. 运动听小骨的肌

(1) 鼓膜张肌:位于鼓膜张肌半管。

(2) 镫骨肌:位于锥隆起内。

(二) 咽鼓管

连通鼻咽部与鼓室的斜形管道,外侧为骨部,内侧为软骨部。

(三) 乳突窦和乳突小房

乳突窦为鼓室后上方的腔隙,乳突小房为乳突内的腔隙。

[观察结果]

(一) 存在问题

(二) 如何解决

(三) 实验评价

[作业练习]

总结鼓室各壁的构成及毗邻和交通。

第三节 内 耳

[目的要求]

(一) 掌握内容

1. 骨迷路和膜迷路的位置、分部及形态特点。

2. 椭圆囊斑、球囊斑、螺旋器的位置及功能。

3. 声波的产生和传导途径。

(二) 了解内容

1. 内耳的位置和分部。

2. 内耳道的形态及穿行结构。

[实验用品]

(一) 骨迷路模型及标本

(二) 膜迷路模型(显示椭圆囊斑、球囊斑、螺旋器)

(三) 内耳道底模型及标本

[观察内容]

(一) 骨迷路

1. 前庭　位于骨迷路中间的椭圆形囊腔,观察前庭嵴、前庭水管内口和 3 个隐窝(分别容纳椭圆囊、球囊和蜗管)。

2. 骨半规管　半环形骨管,观察壶腹骨脚(3 个)、单骨脚(1 个)、总骨脚(1 个)。

(1) 前骨半规管:朝向前上外方。

(2) 后骨半规管:朝向后上外方。

(3) 外骨半规管:朝向后外侧。

3. 耳蜗　形似蜗牛壳。蜗尖朝向前外,蜗底朝向后内。耳蜗由蜗轴和蜗螺旋管构成。

(二) 膜迷路

1. 椭圆囊　位于椭圆囊隐窝,囊的上端底部和前壁增厚呈斑块状,为椭圆囊斑。

2. 球囊　位于球囊隐窝,囊的前上壁增厚呈斑块状,为球囊斑。

3. 膜半规管　膜壶腹内的隆起为壶腹嵴。

4. 蜗管　位于蜗螺旋管内。蜗管下壁含螺旋器(Corti 器)。

(三) 内耳道底

内耳道底邻接骨迷路,有面神经、前庭蜗神经和迷路动脉穿行。

[观察结果]

(一) 存在问题
(二) 如何解决
(三) 实验评价

[作业练习]

1. 总结声波传导的路径。

2. 绘制前庭蜗器全图。

(孙晋浩)

神 经 系 统

第十六章
总论(略)

第十七章
周围神经系统

第一节　脊　神　经

　　脊神经与脊髓相连,主要分布于躯干和四肢,共 31 对,包括颈神经 8 对,胸神经 12 对,腰神经 5 对,骶神经 5 对,尾神经 1 对。脊神经为混合性神经,由运动性前根和感觉性后根在椎间孔处合并形成。脊神经出椎间孔后立即分为:前支、后支、脊膜支和交通支。脊神经前支最为粗大,除胸神经前支呈节段性分布外,其余前支交织成颈丛、臂丛、腰丛和骶丛,由丛发出神经干至分布区域。

[目的要求]

(一) 掌握内容

1. 脊神经的组成、分支、纤维成分及其分布规律。

2. 颈丛的组成及位置,各主要皮支浅出的部位,膈神经的起始、行程和分布。

3. 臂丛的组成和位置,及主要分支肌皮神经、正中神经、尺神经、桡神经和腋神经的起始、行程、分支和分布。

4. 胸神经前支的行程与分布,其皮支的节段性分布及临床意义。

5. 腰丛的组成和位置,及主要分支股神经、闭孔神经的起始、行程、分支和分布。

6. 骶丛的组成和位置。

7. 坐骨神经的起始、行程及体表投影。

8. 胫神经和腓总神经的行程、分支、分布、易损伤部位和损伤后的主要表现。

（二）了解内容

1. 颈丛皮支的临床意义。

2. 胸长神经、胸背神经的行程、分布及损伤后的表现。

3. 肌皮神经、正中神经、尺神经、桡神经和腋神经的易损伤部位及损伤后的表现。

4. 髂腹下神经、髂腹股沟神经、股外侧皮神经、生殖股神经的行程和分布。

5. 阴部神经的行程、分支和分布。

6. 臀上神经、臀下神经和股后皮神经的分布。

［实验用品］

（一）脊神经根整体标本

（二）颈丛皮支标本（显示枕小神经、耳大神经、颈横神经和锁骨上神经）

（三）颈部连带上肢标本（显示臂丛及其分支）

（四）胸廓标本（显示肋间神经）

（五）腹后壁标本（显示腰丛及其分支）

（六）盆腔标本（显示骶丛及其分支）

（七）会阴标本（显示阴部神经在会阴区的分支）

（八）下肢标本（显示腰丛和骶丛的分支）

［观察内容］

（一）颈丛

1. 膈神经（注意有可能存在副膈神经）

2. 耳大神经

3. 枕小神经

4. 颈横神经

5. 锁骨上神经

（二）臂丛

观察臂丛及其分支标本。

1. 锁骨上分支

（1）胸长神经

（2）肩胛背神经

（3）肩胛上神经

2. 锁骨下分支

（1）胸外侧神经

（2）肌皮神经：前臂外侧皮神经。

（3）正中神经：骨间前神经、返支、指掌侧总神经、指掌侧固有神经。

（4）胸内侧神经

（5）尺神经：手背支、浅支、深支。

（6）臂内侧皮神经

(7) 前臂内侧皮神经

(8) 肩胛下神经

(9) 胸背神经

(10) 腋神经:臂外侧上皮神经。

(11) 桡神经:浅支、深支(骨间后神经)。

(三) 胸神经前支

观察胸神经前支标本。

1. 肋间神经　外侧皮支、前皮支、肋间臂神经。

2. 肋下神经

(四) 腰丛

1. 股神经　肌支、皮支。

2. 闭孔神经　肌支、皮支。

3. 髂腹下神经

4. 髂腹股沟神经

5. 股外侧皮神经

6. 生殖股神经　生殖支、股支。

(五) 骶丛

观察骶丛及其分支标本。

1. 臀上神经

2. 臀下神经

3. 阴部神经　使用会阴部标本观察肛神经、会阴神经、阴茎(阴蒂)神经。

4. 股后皮神经

5. 坐骨神经

(1) 胫神经:腓肠内侧皮神经、足底内侧神经、足底外侧神经。

(2) 腓总神经:腓肠外侧皮神经、腓浅神经、腓深神经。

［观察结果］

(一) 存在问题

(二) 如何解决

(三) 实验评价

［作业练习］

绘制脊神经分支及支配范围的思维导图。

(陆利　刘雪芹)

第二节 脑 神 经

[目的要求]

(一) 掌握内容

1. 脑神经的名称、顺序、成分、附着于脑的部位和进出颅的部位。

2. 嗅球、嗅束、嗅三角、前穿质等结构的位置。

3. 视神经的性质、走行和功能。

4. 动眼神经的性质、纤维成分、走行、支配器官、动眼神经内副交感纤维的分布与功能。瞳孔对光反射的途径,睫状神经节性质、位置和与视神经的毗邻关系。

5. 滑车神经的性质、走行、分布和功能。

6. 三叉神经的性质、纤维成分、三叉神经节的位置和性质、三大分支在头面部皮肤的分布区。眼神经的主要分支即额神经、鼻睫神经、泪腺神经的分布概况。上颌神经(延续为眶下神经)的主干行径及其分布概况。下颌神经主干及主要分支即耳颞神经、舌神经、下牙槽神经的行径及其运动、感觉纤维的分布。

7. 展神经的性质、走行、分布和功能。

8. 面神经的性质、纤维成分、走行、分布。面神经在面神经管内的分支,鼓索、岩大神经和面神经的颅外分支的分布。翼腭神经节 pterygopalatine ganglion 和下颌下神经节的性质和位置。

9. 前庭神经和蜗神经的性质、走行、分布和功能。

10. 舌咽神经的性质、纤维成分、走行、分布。耳神经节的性质和位置。

11. 迷走神经的性质、纤维成分、主干走行及其分支分布。喉上神经的位置和分布。左、右喉返神经的走行与分布。迷走神经前、后干在腹腔的分支与分布概况。

12. 副神经的性质、起始、行径、分布和功能。

13. 舌下神经的性质、起始、行径、分布和功能。舌下神经核上瘫、核下瘫的主要表现及发生机制。

(二) 了解内容

1. 嗅神经的功能、性质与分布。

2. 动眼神经损伤后的主要症状。

3. 角膜反射机制。

4. 面瘫的分类、原理和主要症状。

5. 舌咽神经的舌支、咽支、鼓室神经和颈动脉窦支的分布概况。舌咽神经损伤后的主要症状。

6. 迷走神经及左、右喉返神经损伤后的主要表现。

7. 副神经损伤后的主要表现。

[实验用品]

(一) 模型

三叉神经分支分布模型、面神经分支分布模型、脑干连脑神经根模型。

（二）标本

眶内神经标本、三叉神经分支分布标本、面神经管外分支分布标本、迷走神经分支分布标本、舌咽神经和副神经及舌下神经标本。

[观察内容]

在颅底内面的标本上观察 12 对脑神经的出颅部位（去掉脑组织保留 12 对脑神经的神经根）。在脑的腹侧面观和背侧面观的标本上观察 12 对脑神经的连脑部位。

（一）嗅神经 olfactory nerve

（二）视神经 optic nerve

（三）动眼神经 oculomotor nerve

1. 上支

2. 下支　睫状神经节短根。

3. 睫状神经节 ciliary ganglion　扁平椭圆形的副交感神经节，位于视神经后外侧与外直肌之间，大小约 2mm×2mm。由副交感根、交感根和感觉根组成。

（四）滑车神经 trochlear nerve

（五）三叉神经 trigeminal nerve

为混合性脑神经，含一般躯体感觉和特殊内脏运动两种纤维。

1. 眼神经 ophthalmic never

（1）额神经 frontal nerve

1）眶上神经

2）滑车上神经

（2）泪腺神经

（3）鼻睫神经

1）滑车下神经

2）筛前神经

3）筛后神经

4）睫状长神经

2. 上颌神经 maxillary nerve

（1）眶下神经

（2）上牙槽神经后、中、前三支

（3）颧神经

（4）翼腭神经

3. 下颌神经 mandibular nerve

（1）耳颞神经

（2）颊神经

（3）舌神经

（4）下牙槽神经颏神经

（5）咀嚼肌神经

4. 三叉神经节

位于颅中窝颞骨岩部尖端前面的三叉神经压迹处。

（六）展神经 abducent nerve

（七）面神经 facial nerve

1. 面神经管内分支

（1）鼓索 chorda tympani

（2）岩大神经与岩深神经合成翼管神经

（3）镫骨肌神经

2. 面神经管外分支

（1）颞支 3~4 支

（2）颧支 3~4 支

（3）颊支 3~4 支

（4）下颌缘支 1 支

（5）颈支 1 支

3. 神经节

（1）膝神经节：位于面神经管的起始部。

（2）翼腭神经节 pterygopalatine ganglion：也称蝶腭神经节，位于翼腭窝的上部，上颌神经的下方，为一不规则的扁平小结。

（3）下颌下神经节 submandibular ganglion 位于下颌下腺与舌神经之间。

（八）前庭蜗神经 vestibulocochlear nerve（位听神经）

1. 前庭神经 vestibular nerve　前庭神经节位于内耳道底。

2. 蜗神经 cochlear nerve　蜗神经节 cochlear ganglion 位于耳蜗的蜗轴内。

（九）舌咽神经

（在颅正中矢状切面标本上观察舌咽神经出颈静脉孔后的分支）舌咽神经 glossopharyngeal nerve：上神经节、下神经节。

1. 鼓室神经

2. 岩小神经

3. 颈动脉窦支

4. 扁桃体支

5. 茎突咽肌支

6. 舌支

7. 耳神经节　位于卵圆孔的下方，贴于下颌神经的内侧。

（十）迷走神经 vague nerve

上神经节、下神经节

1. 颈部的分支

（1）喉上神经 superior laryngeal nerve：外支、内支。

（2）颈心支：颈上心支、颈下心支；心丛。

（3）耳支

（4）咽支

（5）脑膜支

2. 胸部的分支

(1) 喉返神经 recurrent laryngeal nerve

1) 右喉返神经:右喉下神经。

2) 左喉返神经:左喉下神经。

(2) 支气管支、食管支

3. 腹部的分支

(1) 胃前支、肝支

(2) 胃后支、腹腔支

(十一) 副神经 accessory nerve

1. 脑根　其分支支配咽喉肌。

2. 脊髓根　其分支支配胸锁乳突肌和斜方肌。

(十二) 舌下神经 hypoglossal nerve

1. 降支　与第 2、3 颈神经部分纤维组成的颈神经降支在环状软骨的水平结合成颈襻(也称舌下神经襻),由襻发出分支支配舌骨下肌群。

2. 颈襻　颈襻发出分支支配舌骨下肌群。

[观察结果]

(一) 存在问题
(二) 如何解决
(三) 实验评价

[作业练习]

1. 总结十二对脑神经的分支及支配范围简表。

2. 绘图:描绘眼的神经支配,舌的神经支配

【附】 临床新技术进展

(一) 嗅神经的临床诊断新技术

帕金森病(Parkinson disease,PD)是一种常见的中老年神经退行性疾病,嗅觉障碍是帕金森病主要的非运动症状,存在于约 90% 的 PD 患者。且嗅觉障碍早于运动症状的出现,由于其便于检测及高流行性,被认为是帕金森病潜在的生物学标志物。严重的嗅觉障碍是帕金森痴呆的一个早期的临床预测标志。

阿尔茨海默病(Alzheimer disease,AD),别称老年痴呆症,AD 的早期阶段即存在嗅觉的减退,甚至嗅觉的损失要比老年痴呆症的典型症状(认知功能障碍、记忆力丧失、智力下降等)出现得更早。研究认为,由于嗅觉系统的功能障碍与老年痴呆症有着密切的联系,通过嗅觉功能的检查对老年痴呆进行早期筛查和检测,可为老年痴呆症的早期诊断和治疗提供帮助。目前,此方法已经在临床应用。不过,嗅觉鉴别的方法也有一定的局限性。老人的身体处于自然退化阶段,还有各组疾病等情况也可导致嗅觉下降,因此,嗅觉检测也只能作为诊断老年性痴呆的辅助手段。

（二）三叉神经临床治疗新技术

三叉神经痛是指在三叉神经分布区域发作性的电击样剧烈疼痛。三叉神经经皮穿刺微球囊压迫术（percutaneous microballoon compression，PMC）使用介入方法来选择性地损伤中、大型有髓鞘痛觉神经纤维，保留小的有髓鞘和无髓鞘神经纤维，切断了三叉神经痛（trigeminal neuralgia，TN）的传导通路，进而缓解疼痛。操作方法简单，无需特殊仪器设备，而且手术时间短，患者无需忍受开颅术后造成的并发症及心理阴影，缩短住院时间及费用。对于 PMC 患者即便术后仍有疼痛的发作亦可继续对症观察，安全有效且微创，短期之内可以重复实施，从而降低了医疗费用及住院时间。若有条件可行术中监测，避免压迫时间过长，三叉神经功能障碍出现的可能性与球囊压迫的持续时间成正比。

"微血管减压术"已成为治疗三叉神经痛的首选的标准微创手术方法。神经内镜也被应用到微血管减压术中在全麻下寻找到责任血管，不仅解除局部血管压迫还保留三叉神经感觉传导的完好。虽然有无效及复发的可能性，可在药物维持下，观察半年可再次手术，且手术并发症很低且多可恢复。

（三）位听神经的临床治疗新技术

位听神经的临床新技术——电子耳蜗。电子耳蜗是一种通过电极刺激耳聋患者的听觉神经来产生听觉信号和听觉感知能力的小型电子装置，最新的智能化电子耳蜗以人工耳蜗植入、后期言语训练以及算法植入等基本需求为出发点，目标是融合移动互联技术并用于人工耳蜗监护平台及算法研究平台的设计。通过融合并设计了一套基于智能终端的人工耳蜗医疗监护系统，以智能终端作为信号处理中心和信息传递控制中心，结合了 Zigbee 无线传输方式和现在应用很广的移动智能手机进行交互式操作，并通过不同类型传感器的连接来监测多种参数，实现了一套有助于人工耳蜗植入和言语康复训练的监护系统。同时，可通过智能连接发射模块用于人工耳蜗体外的调试功能，通过软件 UI 接口显示所需要的信号特征，有助于言语处理算法的研究。

（四）DBS 治疗神经疼痛

脑深部刺激术（deep brain stimulation，DBS）是美国斯科特斯德梅奥临床医学中心的神经病学专家们现在施行的一种深度脑刺激。DBS 疗法，用于治疗一种遗传性的肌张力障碍，可明显改善病情。20 世纪 60 年代人们开始用 DBS 治疗顽固性疼痛。通过 DBS 刺激中脑导水管周围和脑室周围的灰质（PAG / PVG）可以减轻伤害性疼痛，刺激丘脑的腹后外侧和腹后内侧（VPL /VPM）可减轻神经病理性疼痛。DBS 电极的植入需在立体定向头架的引导下完成。头架安装好后，患者通过高分辨率的 MRI 来定位靶区域。定位后，将 DBS 电极植入靶区域，将导线埋于头皮下，为之后的刺激实验做准备。术后通过电子计算机断层扫描（computed tomography，CT）和磁共振成像（magnetic resonance imaging，MRI）来确认电极放置的位置。确定位置正确后，进行 5~9 天的刺激测试，探索所有可能的刺激组合以使病人达到满意的疼痛缓解，调节好参数后将头皮下的导线连接到一个植入式脉冲发生器。疗效及预后评估在一个关于 DBS 治疗慢性疼痛疗效的 meta 分析中，实现疼痛的缓解，颅内出血是 DBS 最常见的并发症。

（臧卫东　陈雪梅）

第三节　内脏神经系统

内脏神经系统按照分布部位的不同，可分为中枢部和周围部。按照纤维的性质，可分为感觉性和运动性两种。内脏运动神经包括交感神经和副交感神经；内脏感觉神经如同躯体感觉神经，把感受到的刺激传递到各级中枢。

[目的要求]

(一)掌握内容

1. 内脏神经的区分和分布以及内脏运动神经与躯体运动神经的主要区别。
2. 交感神经及副交感神经的低级中枢部位、交感干的位置与组成、主要椎前节的位置。
3. 内脏大神经、内脏小神经和腰内脏神经的起源、纤维联系及分布概况。
4. 牵涉性痛的概念及临床意义。
5. 盆内脏神经的分布概况。

(二)了解内容

1. 内脏神经对器官双重支配的概念,主要内脏神经丛的位置及分布。
2. 内脏感觉神经传入途径及特点。

[实验用品]

(一)交感干整体标本(包括颈部颈上/颈中/颈下神经节)

(二)腹腔内交感神经节标本(包括腹腔神经节/主动脉肾神经节/肠系膜上神经节/肠系膜下神经节)

(三)内脏大小神经标本

(四)盆腔内脏神经丛标本

[观察内容]

(一)交感神经节的数目、位置、与脊神经的纤维联系

1. 椎旁神经节 paravertebral ganglia

2. 灰交通支 grey communicating branches

3. 白交通支 white communicating branches

(二)腹腔内交感神经节

1. 腹腔神经节 celiac ganglia 腹腔干根部

2. 主动脉肾神经节 aorticorenal ganglia 肾动脉根部

3. 肠系膜上神经节 superior mesenteric ganglia 肠系膜上动脉根部

4. 肠系膜下神经节 inferior mesenteric ganglia 肠系膜下动脉根部

(三)内脏大小神经

1. 内脏大神经 greater splanchnic nerve 由穿过第5或第6~9胸交感干神经节的节前纤维组成,向前下方行走中合成一干,并沿椎体前面倾斜下降,穿过膈脚,主要终于腹腔神经节。

2. 内脏小神经 lesser splanchnic nerve 由穿过第10~12胸交感干神经节的节前纤维组成,下行穿过膈脚,主要终于主动脉肾神经节等。

(四)盆腔内脏神经丛

由脊髓骶部第2~4节段的骶副交感核发出,随骶神经出骶前孔,而后从骶神经分出组成盆内

脏神经加入盆丛,随盆丛分支分布到盆腔脏器。

［观察结果］

（一）存在问题
（二）如何解决
（三）实验评价

［作业练习］

1. 绘制交感神经纤维走行模式图。
2. 绘制头部副交感神经核团及相关脑神经、副交感神经节、支配器官模式图。

【附】 临床新进展

（一）内脏神经切断技术治疗上腹部癌性疼痛

上腹部器官的痛觉纤维位于交感神经内,经胰头丛、胰支及腹腔神经丛随内脏大神经、内脏小神经和腰交感干入脊髓,再经脊髓丘脑束到达丘脑腹后外侧核。中晚期上腹部癌症患者难以控制的疼痛主要因为其癌肿对周围神经的直接浸润。从理论上讲,阻断其痛觉传导途径的任一环节均可缓解疼痛。临床上治疗上腹部癌性疼痛,已经有多种去神经治疗的方法,其中因内脏神经切断术疗效肯定,在临床上得到较多的应用。内脏大神经主要由 T_5~T_9 胸交感神经节发出的前纤维向下汇成一干,沿椎体表面下穿膈脚旁,主要终于腹腔神经节。内脏小神经由 T_{10}~T_{11} 胸交感神经节发出的节前纤维向下汇成一干终于主动脉肾节。右侧的内脏大神经多位于下腔静脉后方,其主干长度平均为 41mm(20~55mm);左侧的腹腔内脏大神经多位于腹主动脉左缘,平均长度为 24mm(15~30mm)。右侧内脏大神经多位于奇静脉右侧,左侧内脏大神经靠主动脉左侧。无论在胸腔还是腹腔,内脏大小神经行程恒定、位置表浅(仅在腹膜、胸膜下),便于切断并阻断痛觉传导。研究证实胰腺、肝胆及结肠左曲以上内脏疼痛主要是通过内脏大小神经传导。因此,阻断内脏大、小神经,能有效阻断痛觉传导。从而起到缓解疼痛和减轻痛苦的效果。

国内外很多学者陆续应用胸腔镜行内脏神经切断术治疗中晚期上腹部癌性疼痛,疼痛缓解率100%。该术式的优点是只切断胰腺感觉传导通路,而保留其他腹部脏器神经支配的完整性,因而手术创伤很小,术后的副作用也很小。通过上述经腹、经胸入路,采用开胸、开腹或胸腔镜、腹腔镜等手术方式切断内脏神经都能起到治疗上腹部癌性疼痛的良好效果,但具体要结合病人的客观情况给予个体化区别处理:对于术前不明确上腹部肿瘤能否切除,可行开腹探查术,在术中探查上腹部肿瘤能切除的患者可在肿瘤根治切除后同时行内脏神经切断术;对于上腹部癌晚期病人,出现梗阻性黄疸,尚未出现疼痛,而手术探查不能切除肿瘤时,为预防将来的疼痛,也可在开腹行内引流术的同时行左内脏大神经切断术。若术前已判断手术不能切除原发疾病,则可直接经胸腔镜行左侧内脏神经切断术,这样既减轻了病人的疼痛,又提高了生活质量。

（二）星状神经节阻滞疗法

颈部交感神经节位于颈部血管鞘的后方,颈椎横突的前方一般每侧有三个交感神经节分别称为颈上神经节、颈中神经节、颈下神经节。颈下神经节也称为星状神经节或者颈胸神经节,其形状不规则,大于颈中神经节,位于第七颈椎横突基底部和第一肋骨颈之间的前方,椎动脉的后方,斜角肌群的内侧,肺尖在其下方。星状神经节呈卵圆形,长约2cm,宽约1cm。星状神经节的下界位于胸膜的后方,被疏松的蜂窝组织和脂肪组织所包裹。另外,星状神经节也发出灰交通支、连接第七、第八颈神经和第一胸神经,还发出分支围绕锁骨下动脉及其分支组成丛,并随该动脉到达腋动脉的第一段。该节的另一些分支分别围绕椎动脉组成椎动脉丛,沿椎动脉上行。进入颅腔,围绕椎动脉及基底动脉,直到大脑后动脉,在此和起自颈内动脉的神经丛会合。星状神经节发出的心下神经沿锁骨下动脉后方,气管的前方下降,加入心丛而参与心脏的活动。星状神经节阻滞的作用涉及自主神经系统、内分泌系统和免疫系统,对上述系统的功能有调节作用。该阻滞方法有助于维持机体内环境的稳定性,使许多自主神经失调性疾病得到纠正。例如,此法用于治疗原发性高血压和低血压、低热、低体温、多汗症和乏汗症或无汗症、体重增加或减少、甲状腺功能亢进或低下、肢端红痛症或肢端紫蓝症、嗜睡症或失眠症、过食症和拒食症或食欲不振症等。使失调的功能趋于正常,取得了较好的效果。目前,多认为星状神经节的阻滞作用主要有中枢神经作用和周围神经作用两方面,其中枢神经作用通过调节丘脑的维护内环境的稳定功能而使机体的自主神经功能、内分泌功能和免疫功能保持正常;其周围神经作用是由于阻滞部位的节前和节后纤维的功能受到抑制,分布区域的交感神经纤维支配的心血管运动、腺体分泌、肌肉紧张、支气管收缩及痛觉传导也受到抑制,此周围作用一直被用来治疗头颈部、上肢、肩部、心脏和肺部的一些疾病。随着对星状神经节功能研究的深入,有理由认为,此法可能成为21世纪的一种重要的临床治疗方法。

(李洪鹏)

第十八章
中枢神经系统

第一节 脊 髓

[目的要求]

(一) 掌握内容

1. 脊髓的位置与形态结构。

2. 脊髓节段与椎骨的对应关系。

3. 脊髓横切面上灰、白质的配布及各部名称。

4. 脊髓灰质的主要核团(前角运动细胞、中间外侧核、骶副交感核、后角固有核和胶状质等)与脊髓灰质分层结构的位置关系。

5. 薄束、楔束、脊髓丘脑束的位置与功能。

6. 皮质脊髓侧束、皮质脊髓前束,红核脊髓束的位置和功能。

7. 脊髓反射的概念及反射弧的组成。

(二) 了解内容

1. 脊髓节段和节段性分布的概况。

2. 胸核的位置及功能。

3. 脊髓灰质分层结构及 α、γ 和 Renshaw 细胞的位置与功能。

4. 脊髓小脑前、后束的位置和功能。

5. 前庭脊髓束、顶盖脊髓束、网状脊髓束和内侧纵束的功能。

6. 脊髓固有束的位置及功能。

7. 脊髓的功能。

8. 脊髓不同部位损伤后的主要症状。

[实验用品]

(一) 脊髓原位标本

(二) 游离脊髓标本

(三) 脊髓颈、胸、腰、骶横断面组织切片标本

(四) 脊髓颈、胸、腰、骶横断面的挂图

(五) 脊髓各上、下行纤维束及脊髓固有束挂图

[观察内容]

(一) 脊髓的位置与外形

观察脊髓原位标本及游离脊髓标本。

1. 脊髓的位置 脊髓位于椎管内,上端在平枕骨大孔处与延髓相连,下端在成人平第 1 腰椎体的下缘(新生儿可达第 3 腰椎下缘平面)。

2. 脊髓的外形 颈膨大、腰骶膨大、脊髓圆锥、终丝、马尾、前正中裂(1 条)、后正中沟(1 条)、前外侧沟(2 条)、后外侧沟(2 条)。

3. 脊髓节段与椎骨的对应关系 在成人,一般的推算方法为:上颈髓节段($C_1 \sim C_4$)大致与同序数椎骨相对应,下颈髓节段($C_5 \sim C_8$)和上胸髓节段($T_1 \sim T_4$)与同序数椎骨的上 1 节椎体平对,中胸部的脊髓节段($T_5 \sim T_8$)约与同序数椎骨上 2 节椎体平对,下胸部的脊髓节段($T_9 \sim T_{12}$)约与同序数椎骨上 3 节椎体平对,全部腰髓节段约平对第 10~12 胸椎,全部骶、尾髓节段约平对第 1 腰椎。

(二) 脊髓的内部构造

观察脊髓不同横断面的标本、挂图或组织切片。灰质、白质、中央管;前角(前柱)、后角(后柱)、侧角(侧柱)、中间带、灰质前连合、灰质后连合、中央灰质、前索、外侧索、后索、白质前连合、网状结构(在颈部比较明显)、终室。

1. 灰质 脊髓灰质分层结构:根据 Rexed(20 世纪 50 年代)对猫脊髓板层的研究,Schoenen(1973 年)和 Schoenen 与 Faull(1990 年)提供了被普遍认可的人类脊髓灰质的板层模式,将脊髓灰质分为 10 个板层,这些板层从后向前分别用罗马数字Ⅰ~Ⅹ命名。

Ⅰ层:又称边缘层、含有后角边缘核。

Ⅱ层:又称胶状质。

Ⅲ、Ⅳ层:此二层内较大的细胞群称后角固有核(Ⅰ~Ⅳ层相当于后角头)。

Ⅴ层:位于后角颈部。

Ⅵ层:位于后角基底部。

Ⅶ层:主要位于中间带,含有胸核(又称背核或 Clarke 柱)、中间内侧核、中间外侧核、骶副交感核。

Ⅷ层:位于前角底部。

Ⅸ层:含有前角内侧核、前角外侧核;前角运动神经元包括 α- 运动神经元、γ- 运动神经元和 Renshaw 细胞。

Ⅹ层:位于中央管的周围,包括灰质前连合和灰质后连合。

2. 白质 背外侧束(Lissauer 束)。

(1) 上行传导束(又称感觉传导束)

1) 薄束与楔束

2) 脊髓小脑束:①脊髓小脑后束;②脊髓小脑前束。

3) 脊髓丘脑束:脊髓丘脑侧束、脊髓丘脑前束。

(2) 下行传导束(运动传导束)

1) 皮质脊髓束:①皮质脊髓侧束;②皮质脊髓前束;③皮质脊髓前外侧束(Barne 前外侧束)。

2) 红核脊髓束

3) 前庭脊髓束

4）网状脊髓束

5）顶盖脊髓束

6）内侧纵束

（3）脊髓固有束

［ 观察结果 ］

（一）存在问题

（二）如何解决

（三）实验评价

［ 作业练习 ］

绘制脊髓横断面简图。

（廖燕宏）

第二节　脑

脑干

［ 目的要求 ］

（一）掌握内容

1. 脑干的组成和位置。

2. 脑干各部的外部形态与内部结构。

3. 脑神经核的位置、形态和功能，薄束核、楔束核、下橄榄核、红核、黑质等核团的位置及其功能。

4. 脑干主要上、下行纤维束（锥体系、内侧丘系、外侧丘系、脊髓丘脑束、三叉丘系等）在脑干各部的位置。

5. 第四脑室的位置与交通。

（二）了解内容

脑干网状结构的概念及位置。

［ 实验用品 ］

（一）完整脑标本

（二）游离脑干标本

（三）脑正中矢状切面标本

（四）脑干切片标本

1. 延髓的代表性切面
(1) 锥体交叉水平切面
(2) 内侧丘系交叉水平切面
(3) 橄榄中部水平切面
(4) 橄榄上部水平切面
2. 脑桥的代表性切面
(1) 脑桥下部水平切面
(2) 脑桥中上部水平切面
3. 中脑的代表性切面
(1) 中脑下丘水平切面
(2) 中脑上丘水平切面
(五) 脑干外形模型
(六) 脑干神经核模型

[观 察 内 容]

(一) 脑干的组成、位置与外形
观察脑正中矢状切面、脑干标本及模型。
1. 组成　自下而上由延髓、脑桥和中脑组成。
2. 位置　位于颅后窝的前部,其中延髓和脑桥的腹侧邻接颅后窝前部的斜坡,背面与小脑相邻。
3. 外形
(1) 脑干腹侧面
1) 延髓:前正中裂、锥体、锥体交叉、橄榄、前外侧沟;舌下神经根丝、舌咽神经根丝、迷走神经根丝、副神经根丝。
2) 脑桥:脑桥基底部、基底沟、小脑中脚(又称脑桥臂);三叉神经根、延髓脑桥沟、展神经根、面神经根、前庭蜗神经根。
3) 中脑:大脑脚、脚间窝、后穿质;动眼神经根。
(2) 脑干背侧面
1) 延髓:菱形窝下半部:后正中沟、薄束结节(深面含薄束核)、楔束结节(深面含楔束核),小脑下脚(又称绳状体)。
2) 脑桥:菱形窝上半部:小脑上脚(又称结合臂)、小脑中脚。
3) 中脑:上丘和下丘(合称四叠体);上丘臂和下丘臂;滑车神经根。
4) 菱形窝(第四脑室底):小脑上脚、薄束结节、楔束结节、小脑下脚、外侧隐窝,髓纹、正中沟、界沟、内侧隆起、面神经丘(深面含面神经膝及展神经核);舌下神经三角(深面含舌下神经核),迷走神经三角(深面含迷走神经背核)、分隔索、最后区、前庭区(深面含前庭神经核)、听结节(深面含蜗背侧核)、蓝斑、闩。
4. 第四脑室　上髓帆、下髓帆、第四脑室脉络组织、室管膜、第四脑室脉络丛、第四脑室正中孔、第四脑室外侧孔。

（二）脑干的内部结构

观察脑干神经核模型、脑干各断面标本以及脑干外形标本。

1. 脑神经核　根据功能,脑神经核可分为 7 种不同的神经核团:

（1）一般躯体运动核:共 4 对,自上而下依次为动眼神经核、滑车神经核、展神经核和舌下神经核。它们发出一般躯体运动纤维分别支配由肌节衍化的眼外肌和舌肌的随意运动。

1）动眼神经核

2）滑车神经核

3）展神经核

4）舌下神经核

（2）特殊内脏运动核:共 4 对,位于一般躯体运动核的腹外侧,网状结构内。自上而下依次为三叉神经运动核、面神经核、疑核以及副神经核。它们发出特殊内脏运动纤维支配由鳃弓衍化而成的表情肌、咀嚼肌、咽喉肌、胸锁乳突肌和斜方肌。

1）三叉神经运动核

2）面神经核

3）疑核

4）副神经核

（3）一般内脏运动核:又称副交感核,共 4 对,分别为动眼神经副核、上泌涎核、下泌涎核和迷走神经背核,相当于脊髓的骶副交感核。它们发出一般内脏运动(副交感)纤维管理头、颈、胸、腹部平滑肌和心肌的收缩以及腺体的分泌。

1）动眼神经副核:又称 Edinger-Westphal 核,简称 E-W 核。

2）上泌涎核

3）下泌涎核

4）迷走神经背核

（4）一般内脏感觉核:只有一对,即孤束核的下部,接受来自内脏器官、心血管系统的一般内脏感觉纤维。

（5）特殊内脏感觉核:即孤束核的上端,接受经舌咽神经和面神经传入的味觉初级纤维终止,故又称味觉核。

（6）一般躯体感觉核:1 对,即三叉神经感觉核,包括:

1）三叉神经中脑核

2）三叉神经脑桥核

3）三叉神经脊束核

（7）特殊躯体感觉核:分别为位于前庭区深面的前庭神经核和蜗腹侧核以及听结节深面的蜗背侧核。接受来自内耳的平衡觉和听觉纤维。

1）前庭神经核:包括前庭上核、前庭下核、前庭内侧核和前庭外侧核。

2）蜗神经核:蜗腹侧核、蜗背侧核;斜方体;外侧丘系。

2. 非脑神经核

（1）中脑内的非脑神经核:上丘、下丘、顶盖前区;红核、黑质(黑质网状部和黑质致密部)。

（2）脑桥内的非脑神经核:脑桥核、上橄榄核、蓝斑核。

（3）延髓内的非脑神经核:薄束核、楔束核、下橄榄核。

3. 脑干的白质

(1) 长的上行纤维束：内侧丘系、脊髓丘脑束、三叉丘脑束、外侧丘系；脊髓小脑前束、脊髓小脑后束、内侧纵束。

(2) 长的下行纤维束

1) 锥体束：皮质核束（又称皮质延髓束）、皮质脊髓束。

2) 其他起自脑干的下行纤维束：红核脊髓束、顶盖脊髓束、前庭脊髓束、网状脊髓束等。

4. 脑干的网状结构 脑干的网状结构是指在延髓、脑桥、中脑的中央灰质以及第四脑室室底灰质的前外侧，脑干的被盖区内，除了明显的脑神经核和非脑神经核（中继核）以及长的纤维束之外，还有一个非常广泛的区域，存在着纵横交错成网状的神经纤维，其间散在有大小不等的神经细胞团块，此区域即为脑干的网状结构。

(三) 脑干各部代表性水平切面观察

1. 延髓的代表性切面 在延髓内，自下而上特征性的重要切面有 4 个，依次为：锥体交叉水平切面、内侧丘系交叉水平切面、橄榄中部水平切面和橄榄上部水平切面。

(1) 锥体交叉水平切面：此切面的外形及内部结构配布均类似于脊髓。切面中心为大而明显的中央管，其周围为中央灰质。在切面的腹侧部，锥体束中的皮质脊髓束纤维在中央管的腹侧越过中线交叉形成锥体交叉；在前角区出现副神经核。在背侧部，薄束、楔束的深面，分别可见薄束核和楔束核。在后角相当于脊髓胶状质的部位有三叉神经脊束核，其浅面为三叉神经脊束。其他纤维束基本保持在相当于脊髓原来的位置上。

(2) 内侧丘系交叉水平切面：此切面通过薄束结节和楔束结节，略高于锥体交叉平面。中央管稍大并向背侧移位，在中央灰质内出现舌下神经核和迷走神经背核。在前正中裂的两侧为锥体，其深部为锥体束。背侧的薄束和楔束部位已逐渐被薄束核与楔束核所取代，此二核发出纤维绕过中央灰质的周围行向腹侧，在中央管腹侧越中线交叉，形成内侧丘系交叉；交叉后的纤维在中线的两侧上行，形成内侧丘系。网状结构位于中央灰质的腹外侧。其余纤维束的位置大致同锥体交叉平面。

(3) 橄榄中部水平切面：此平面中央管已移至背侧，并且敞开形成第四脑室底的下半部，可见菱形窝的正中沟以及界沟。在室底灰质内中线的两侧，由内侧向外侧依次有舌下神经核、迷走神经背核和前庭神经核。前庭神经核外侧的纤维为小脑下脚。小脑下脚的腹内侧为三叉神经脊束及三叉神经脊束核。在迷走神经背核腹外侧的一束纤维为孤束，其周围为孤束核。在腹侧部，前正中裂的两侧为锥体束形成的锥体，在橄榄的深部出现一巨大的皱褶囊形灰质核团，囊口朝向背内侧开放，为下橄榄核。在锥体束的背内侧，自腹侧向背侧依次有内侧丘系、顶盖脊髓束和内侧纵束的纤维靠中线走行。室底灰质诸核与下橄榄核之间的区域为网状结构，在此结构中有疑核出现。另外可见舌下神经核发出的纤维行向腹侧，由锥体和橄榄之间穿出形成舌下神经；而迷走神经背核和疑核发出的纤维行向腹外侧，由橄榄的背外侧出脑加入迷走神经。

在此切面上，可以舌下神经根和迷走神经根为界，将延髓内部分为：舌下神经根以内为内侧部；舌下神经根与迷走神经根之间为外侧部；迷走神经根的后外侧为后部。后两部又合称为被盖部。

(4) 橄榄上部水平切面：此切面约平对第四脑室外侧隐窝，下橄榄核已变小。邻近小脑下脚的背外侧和腹外侧缘，分别有蜗背侧核和蜗腹侧核，接受前庭蜗神经蜗根纤维的终止。小脑下脚的腹侧有舌咽神经根丝出脑。在室底灰质内，舌下神经核和迷走神经背核已被舌下前置核所代替。孤束核已移至前庭神经核和三叉神经脊束核之间。其他在中线旁及外侧部的纤维束与延髓橄榄中部水平切面相似。

2. 脑桥的代表性切面　脑桥的内部结构以斜方体为界,分为腹侧的脑桥基底部和背侧的脑桥被盖部。

(1) 脑桥下部水平切面:此平面通过面神经丘。与延髓相比,其最大的变化为:腹侧出现膨大的脑桥基底部,其背侧为脑桥被盖部,二者之间以横行的斜方体纤维为界。脑桥基底部含纵、横走行的纤维及分散在其内的脑桥核。横行纤维为脑桥小脑纤维,越过中线组成粗大的小脑中脚进入小脑。纵行纤维为锥体束,被横行纤维分隔成大小不等的小束。在被盖部室底正中线两侧的面神经丘的深面为展神经核和面神经膝,外侧为前庭神经核。面神经核位于被盖中央部的网状结构内,其背外侧可见三叉神经脊束和三叉神经脊束核。内侧丘系穿经斜方体内上行,其外侧有脊髓丘脑束、红核脊髓束、脊髓小脑前束。内侧纵束和顶盖脊髓束仍居原位。

(2) 脑桥中上部水平切面:此平面经过三叉神经根入脑处。在此平面上,脑桥基底部更加膨大,而菱形窝及第四脑室比上一平面缩小,靠近第四脑室侧壁的纤维束是小脑上脚。在被盖部的外侧,三叉神经脑桥核和三叉神经运动核分居三叉神经纤维的内、外侧。在此平面,脊髓小脑前束已进入小脑上脚。其余纤维束的位置无多大变化。

3. 中脑的代表性切面　中脑为脑变化最小的部分,其内部结构借中脑水管(又称大脑水管)分为背侧的顶盖和腹侧的大脑脚。大脑脚又被黑质分为腹侧的大脑脚底和背侧的被盖。

(1) 中脑下丘水平切面:位于中脑导水管周围的是导水管周围灰质,滑车神经核位于该灰质的腹侧部。背侧是下丘及其深面的下丘核。导水管周围灰质的外侧缘可见三叉神经中脑核;导水管周围灰质的腹侧是小脑上脚交叉及被盖背侧交叉。两交叉的外侧为内侧丘系及脊髓丘脑束。黑质位于大脑脚底和中脑被盖之间,其腹侧的大脑脚底,自内侧向外侧依次有额桥束、锥体束以及顶枕颞桥束纤维下行。

(2) 中脑上丘水平切面:导水管周围灰质位于中脑导水管的周围,动眼神经核和动眼神经副核位于该灰质的腹侧部,发出的纤维行向腹侧,经脚间窝出脑。红核位于被盖中央,横断面呈圆形,发出纤维形成被盖腹侧交叉后下行,组成红核脊髓束。黑质呈半月形,位于被盖和大脑脚底之间。内侧丘系、脊髓丘脑束和三叉丘脑束自前内侧向外侧依次位于红核的背外侧。大脑脚底的结构同上一切面。

［观察结果］

(一) 存在问题
(二) 如何解决
(三) 实验评价

［作业练习］

1. 绘制脑干腹侧面和背侧面简图。
2. 绘制脑神经核在脑干横断面上的排列规律简图。

小脑

［目的要求］

(一) 掌握内容

1. 小脑的位置与外形,小脑扁桃体的位置与临床意义。

2. 小脑的内部结构。

3. 小脑的分叶与分区。

4. 小脑的纤维联系。

(二) 了解内容

小脑的功能。

［实验用品］

(一) 完整脑标本
(二) 游离小脑标本
(三) 小脑厚切片标本
(四) 小脑外形及内部结构模型

［观察内容］

(一) 小脑的位置与外形

观察小脑外形的标本及模型。

1. 位置　小脑位于颅后窝,前面隔第四脑室与脑干相邻,上方隔小脑幕与大脑半球的枕叶相邻。

2. 外形

(1) 小脑半球:小脑前切迹、小脑后切迹、小脑扁桃体。

(2) 小脑蚓:小结、蚓垂、蚓锥体、蚓结节。

(3) 小脑表面的沟裂:原裂、后外侧裂、水平裂。

(二) 小脑的内部结构

观察小脑厚切片标本及小脑内部结构的模型。

1. 小脑皮质　小脑叶片。

2. 小脑髓质　小脑上脚、小脑中脚、小脑下脚。

3. 小脑核(小脑中央核)

(1) 顶核

(2) 球状核

(3) 栓状核

(4) 齿状核

（三）分叶与分区

1. 绒球小结叶　又称古小脑、原小脑或前庭小脑。

2. 前叶　又称旧小脑或脊髓小脑。

3. 后叶　又称新小脑或大脑小脑。

（四）小脑的纤维联系

1. 前庭小脑（古小脑、原小脑）　主要接受同侧前庭神经核和前庭神经节发出的纤维，经小脑下脚到达绒球小结叶的皮质，由此再发出纤维直接经小脑下脚投射到同侧的前庭神经核。经前庭脊髓束和内侧纵束调控躯干肌和眼外肌的运动神经元，以维持身体平衡和协调眼球运动。

2. 脊髓小脑（旧小脑）　主要接受脊髓小脑束的纤维，经小脑上、下脚到达旧小脑皮质。经小脑核中继后，一部分纤维通过前庭脊髓束和网状脊髓束调控躯干肌和肢体近端肌的肌张力和肌协调，另一部分纤维经小脑上脚到对侧红核大细胞部和丘脑腹外侧核，再由此发出纤维投射至大脑的皮质运动区，通过红核脊髓束和皮质脊髓束调控肢体远端肌的肌张力和肌协调。

3. 大脑小脑（新小脑）　主要接受对侧脑桥核发出的纤维，经小脑中脚到达新小脑皮质，经齿状核中继后，发出纤维经小脑上脚投射至对侧红核和丘脑腹外侧核，由腹外侧核再投射至大脑皮质的运动区，经皮质脊髓束调控上、下肢精确运动的协调。

［观察结果］

（一）存在问题

（二）如何解决

（三）实验评价

［作业练习］

绘制小脑外形及内部结构简图。

间脑

［目的要求］

（一）掌握内容

1. 间脑的位置与分部。

2. 背侧丘脑的位置、分部及各部纤维的联系。

3. 下丘脑的组成及功能。

4. 内、外侧膝状体的位置及纤维联系。

5. 第三脑室的位置与交通。

（二）了解内容

上丘脑、底丘脑的位置与功能。

[实验用品]

(一) 间脑外形标本
(二) 间脑外形模型
(三) 间脑内部结构模型

[观察内容]

(一) 背侧丘脑(丘脑)

从间脑的标本与模型上观察背侧丘脑的外形与内部结构。

1. 外形　下丘脑沟、丘脑间黏合(中间块)、丘脑前结节、丘脑枕、终纹。

2. 内部结构　内髓板、外髓板。

(1) 神经核团

1) 前核群

2) 内侧核群

3) 外侧核群:①背侧组:背外侧核、后外侧核、枕核;②腹侧组:腹前核、腹外侧核、腹后核(腹后内侧核、腹后外侧核)。

4) 其他核团:①板内核(内髓板内);②中央中核(第三脑室侧壁);③丘脑网状核(背侧丘脑外面的薄层)。

(2) 核团的功能分类

1) 非特异性投射核团:正中核、板内核、网状核。

2) 特异性中继核团:①腹前核:接受小脑齿状核、苍白球、黑质的传入纤维,转接至大脑,调节躯体运动;②腹外侧核:接受小脑齿状核、苍白球、黑质的传入纤维,转接至大脑,调节躯体运动;③腹后核:腹后内侧核(接受三叉丘系与味觉纤维);腹后外侧核(接受内侧丘系和脊髓丘脑束的纤维)。

3) 联络性核团:前核、内侧核、外侧核背侧组。

(二) 后丘脑

从间脑的标本与模型上观察后丘脑的外形。

1. 内侧膝状体

2. 外侧膝状体

(三) 上丘脑

从间脑的标本与模型上观察上丘脑的外形。

1. 松果体

2. 缰连合

3. 缰三角(缰核)

4. 丘脑髓纹

5. 后连合

(四) 底丘脑

从间脑的标本与模型上观察底丘脑。

底丘脑核

（五）下丘脑

从间脑的标本与模型上观察下丘脑的外形与内部结构。

1. 外形　视交叉、终板、灰结节、漏斗、乳头体。

2. 内部结构

（1）视前区：视前核。

（2）视上区：视上核、室旁核。

（3）结节区：漏斗核、腹内侧核、背内侧核。

（4）乳头体区：乳头体核、下丘脑后核。

［观察结果］

（一）存在问题

（二）如何解决

（三）实验评价

［作业练习］

绘制间脑外形及内部结构简图。

（曾瑞霞　刘学政）

端脑

端脑是脑的最高级部位，由左、右大脑半球和半球间连合及其内腔构成。大脑半球表面的灰质层称大脑皮质，深部的白质称髓质，埋在大脑髓质内的灰质核团称为基底核，大脑半球内的腔隙称为侧脑室。

［目的要求］

（一）掌握内容

1. 大脑半球的主要脑沟、脑回及分叶。

2. 躯体运动区、感觉区的位置，定位关系以及视觉、听觉和语言区的位置。

3. 基底核的位置、组成、主要功能以及纹状体的概念。

4. 内囊的位置、分部、通过内囊的各主要纤维束的局部位置关系及临床意义。

（二）了解内容

1. 内脏活动皮质区的部位及边缘系统的概念和组成。

2. 胼胝体的位置及纤维联系。

3. 侧脑室的位置、分部及交通。

4. 大脑皮质细胞构筑及 Brodmann 分区。

[实验用品]

(一) 完整脑标本
(二) 端脑外形标本
(三) 脑室标本
(四) 端脑连续厚切片标本
(五) 端脑外形模型
(六) 端脑内部结构模型

[观察内容]

(一) 端脑的外形和分叶

观察端脑的外形标本与模型。

1. 主要的沟和裂　大脑纵裂、大脑横裂、外侧沟、中央沟、顶枕沟。

2. 脑叶　额叶、颞叶、枕叶、顶叶、岛叶。

3. 大脑半球上外侧面的沟和回

(1) 上外侧面的沟：中央前沟、额上沟、额下沟；中央后沟、顶内沟；颞上沟、颞下沟。

(2) 上外侧面的回：中央前回、额上回、额中回、额下回；中央后回、顶上小叶、顶下小叶(缘上回和角回)；颞上回、颞中回、颞下回、颞横回。

4. 大脑半球内侧面的沟和回

(1) 内侧面的沟：距状沟、顶枕沟、扣带沟、胼胝体沟。

(2) 内侧面的回：中央旁小叶、楔叶、舌回、扣带回。

(二) 大脑半球下面的沟和回

1. 下面的沟眶回　嗅束沟、枕颞沟、侧副沟、海马沟。

2. 下面的回　眶回(眶外侧回、眶内侧回、眶前回、眶后回)、直回；嗅球、嗅束、嗅三角、前穿质、斜角带；海马旁回、钩、枕颞内侧回、枕颞外侧回；齿状回、海马和海马结构。

3. 边缘叶　隔区(胼胝体下区和终板旁回)、扣带回、海马旁回、海马、齿状回。

(三) 大脑皮质的功能定位

1. 第 1 躯体运动区　位于中央前回和中央旁小叶前部(4 区和 6 区)。

2. 第 1 躯体感觉区　位于中央后回和中央旁小叶后部(3 区、1 区、2 区)。

3. 视觉区　位于距状沟上、下方的枕叶皮质,即上方的楔叶和下方的舌回(17 区)。

4. 听觉区　位于颞横回(41 区、42 区)。

5. 平衡觉区　位于中央后回下端,头面部感觉区的附近。

6. 嗅觉区　位于海马旁回钩的内侧部及其附近。

7. 味觉区　位于中央后回下部(43 区)。

8. 内脏活动的皮质中枢　位于边缘叶。

9. 语言中枢

(1) 运动性语言中枢：位于额下回后部(44 区、45 区),即三角部的后部和岛盖部,又称 Broca 区。

(2) 书写中枢：位于额中回的后部(8 区)。

（3）听觉性语言中枢：位于颞上回后部（22区）。

（4）视觉性语言中枢：位于顶下小叶的角回（39区），靠近视觉中枢。

（四）端脑的内部结构

观察端脑厚切片标本、脑室标本及端脑内部结构的模型。

1. 基底核

（1）尾状核：头、体、尾。

（2）豆状核：壳和苍白球。

（3）屏状核

（4）杏仁体

2. 侧脑室　　侧脑室中央部、前角、后角、下角；左、右室间孔。

3. 大脑皮质

（1）原（古）皮质：海马和齿状回。

（2）旧皮质：嗅脑。

（3）新皮质：除原皮质和旧皮质外，其余的均为新皮质，占大脑半球皮质的96%以上。

（五）大脑半球的髓质

观察大脑半球厚切片标本及显示髓质的模型。

1. 联络纤维

（1）钩束

（2）上纵束

（3）下纵束

（4）扣带

2. 连合纤维

（1）胼胝体

1）嘴、膝、干和压部

2）额钳、枕钳

（2）前连合

（3）穹窿和穹窿连合

3. 投射纤维—内囊

（1）内囊前肢：额桥束、丘脑前辐射。

（2）内囊膝部：皮质核束。

（3）内囊后肢：皮质脊髓束、皮质红核束、顶枕颞桥束、丘脑中央辐射、视辐射、听辐射。

［观察结果］

（一）存在问题

（二）如何解决

（三）实验评价

[作业练习]

1. 绘制大脑外形简图。
2. 绘制大脑内部结构简图。

（何宏文）

第十九章
神经系统的传导通路

第一节 感觉传导通路

［目的要求］

（一）掌握内容

1. 躯干、四肢意识性本体（深）感觉传导通路的起止，各级神经元胞体及纤维束在中枢内的位置、丘系交叉的位置及皮质投射区。

2. 躯干、四肢痛温觉传导通路的起止、各级神经元胞体所在部位及纤维束在中枢内的位置，交叉部位和皮质投射区。

3. 头面部痛温（浅）感觉传导通路的起止、交叉情况及皮质投射区。

4. 视觉传导通路的组成、纤维交叉部位及皮质投射区，视野与视网膜间光线投射的相应关系。

（二）了解内容

1. 非意识性本体（深）感觉传导路径。

2. 听觉传导通路的组成、纤维交叉部位及皮质投射区。

［实验用品］

（一）感觉传导路静态（传统）模型
（二）感觉传导路电动模型
（三）感觉传导路视频、动画或微课、微电影

［观察内容］

（一）本体（深）感觉传导通路

1. 躯干、四肢意识性本体（深）感觉传导通路　该通路由3级神经元以突触的形式相互连接组成。

第1级神经元为脊神经节细胞，其周围突分布于肌、腱、关节等处的本体觉感受器和皮肤的精细触觉感受器，中枢突经脊神经后根的内侧部进入脊髓后索，分为长的升支和短的降支。其中，来自第5胸节以下的升支行于后索的内侧部，形成薄束；来自第4胸节以上的升支行于后索的外侧部，形成楔束。对比观察脊髓第5胸节段以下断面和第4胸节段以上断面，比较后索的大小，根据

后中间沟的位置确认薄束和楔束的相对位置。薄束和楔束上行,分别止于延髓的薄束核和楔束核。在延髓上段断面可以较容易地确认薄束核和楔束核的位置。

第 2 级神经元的胞体位于薄、楔束核内,此二核发出的纤维向前绕过中央灰质的腹侧,在中线上与对侧的交叉,形成(内侧)丘系交叉。交叉后的纤维转折向上,在锥体束的背侧呈前后方向排列,行于延髓中线的两侧,称内侧丘系。内侧丘系在脑桥呈横位居被盖的前缘,在中脑则居红核的外侧,最后止于背侧丘脑的腹后外侧核。在延髓上段的横断标本上,借助立体显微镜,可仔细寻找辨认内侧丘系交叉纤维和位于中线两侧的内侧丘系。同样,在脑桥被盖的前缘,在中脑红核的外侧也可以寻认出内侧丘系。

第 3 级神经元的胞体位于背侧丘脑的腹后外侧核,由其发出的纤维称丘脑中央辐射。辐射纤维经内囊后肢主要投射至中央后回的中、上部和中央旁小叶的后部,部分纤维投射至中央前回。

2. 非意识性本体(深)感觉传导通路　该通路由 2 级神经元以突触连接的方式组成,将本体感觉传入小脑。

第 1 级神经元为脊神经节细胞,其周围突分布于肌、腱、关节的本体感受器,中枢突经脊神经后根的内侧部进入脊髓,终止于 C_8~L_2 节段的胸核和腰骶膨大第Ⅴ~Ⅶ层的外侧部。

从位于胸核的第 2 级神经元发出的纤维在同侧脊髓的侧索组成脊髓小脑后束,向上经小脑下脚进入旧小脑皮质;从腰骶膨大第Ⅴ~Ⅶ层的外侧部第 2 级神经元发出的纤维组成对侧和同侧的脊髓小脑前束,经小脑上脚止于旧小脑皮质。以上第 2 级神经元传导躯干(除颈部外)和下肢的本体感觉。传导上肢和颈部的本体感觉的第 2 级神经元的胞体位于颈膨大部的第Ⅵ、Ⅶ层和延髓的楔束副核,此二处的第 2 级神经元发出的纤维也经小脑下脚进入旧小脑皮质。

(二) 痛、温、触(浅)感觉传导通路

1. 躯干、四肢痛温觉传导通路　该通路亦由 3 级神经元以突触的形式相互连接组成。

第 1 级神经元为脊神经节细胞,胞体为中、小型,突起较细、薄髓或无髓,其周围突分布于躯干和四肢皮肤内的感受器;中枢突经后根进入脊髓。其中,传导痛温觉的纤维(细纤维)在后根的外侧部入脊髓,经背外侧束终止于第 2 级神经元;传导粗触觉和压觉的纤维(粗纤维)经后根的内侧部进入脊髓后索,再终止于第 2 级神经元。

第 2 级神经元的胞体主要位于灰质的第Ⅰ、Ⅳ到Ⅶ层,它们发出的纤维在同侧上升 1~2 个节段经白质前连合交叉到对侧的外侧索和前索内上行,组成脊髓丘脑侧束和脊髓丘脑前束(侧束传导痛温觉,前束传导粗触觉和压觉)。脊髓丘脑束上行,经延髓下橄榄核的背外侧,脑桥和中脑内侧丘系的外侧,终止于背侧丘脑的腹后外侧核。使用传导通路的结构模型,观察第 2 级神经元发出的纤维如何在同侧上升,又如何经白质前连合交叉到对侧,确认脊髓丘脑侧束和脊髓丘脑前束的相对位置。借助立体显微镜,在延髓下橄榄核的背外侧、脑桥和中脑内侧丘系的外侧大致确定脊髓丘脑束(脊髓丘系)的位置。

第 3 级神经元的胞体在背侧丘脑的腹后外侧核,它们发出纤维组成丘脑中央辐射,经内囊后肢投射到中央后回的中、上部和中央旁小叶的后部。

2. 头面部痛温(浅)感觉传导通路　该通路亦由 3 级神经元以突触的形式相互连接组成。

第 1 级神经元的胞体主要位于三叉神经节内,少部分感觉神经元的胞体位于舌咽神经的上神经节、迷走神经的上神经节和面神经的膝神经节内。这些感觉神经元的周围突经相应的脑神经的分支分布于头面部的皮肤及口鼻黏膜的相关感受器,中枢突经三叉神经根和舌咽、迷走及面神经入脑干;在三叉神经中传导痛温觉的三叉神经根的纤维入脑后下降为三叉神经脊束,连同舌咽、迷走及面神经的纤维一起止于三叉神经脊束核;传导触压觉的纤维终止于三叉神经脑桥核。

第2级神经元的胞体在三叉神经脊束核和三叉神经脑桥核内,它们发出的纤维交叉到对侧,组成三叉丘脑束(三叉丘系),止于背侧丘脑的腹后内侧核。在传导通路的模型上,仔细观察三叉神经脊束核和三叉神经脑桥核与三叉神经节内感觉神经元发出的纤维之间的接续关系。

第3级神经元的胞体在背侧丘脑的腹后内侧核,发出纤维经内囊后肢,投射到中央后回的下部。

(三)视觉传导通路和瞳孔对光反射通路

1. 视觉传导通路　视觉传导通路亦由三级神经元相互以突触的形式接续形成。眼球视网膜神经部最外层的视锥细胞和视杆细胞为光感受细胞。第1级神经元为视网膜中层的双极细胞。第2级神经元为视网膜最内层的节细胞,其轴突在视神经盘处集合形成视神经。视神经经视神经管入颅腔,形成视交叉后,延为视束。在视交叉中,来自两眼视网膜鼻侧半的纤维交叉,交叉后加入对侧视束;来自视网膜颞侧半的纤维不交叉,进入同侧视束。因此,左侧视束内含有来自两眼视网膜左侧半的纤维,右侧视束内含有来自两眼视网膜右侧半的纤维。视束绕过大脑脚向后,主要终止于外侧膝状体。第3级神经元的胞体位于外侧膝状体,由外侧膝状体核发出的纤维组成视辐射,经内囊的后肢投射到端脑距状沟周缘的视区皮质。

2. 瞳孔对光反射通路　光照一侧眼球的瞳孔,引起两眼瞳孔缩小的反应称为瞳孔对光反射。瞳孔对光反射可分为两种:光照侧的瞳孔缩小反应称直接对光反射;未照射侧的瞳孔缩小反应称间接对光反射。

瞳孔对光反射通路由一系列复杂的结构组成:视网膜→视神经→视交叉→两侧视束→上丘臂→顶盖前区→两侧动眼神经副核→动眼神经→睫状神经节→节后纤维→瞳孔括约肌收缩→两侧瞳孔缩小。

该反射通路主要由三大部分构成:传导光信号的视觉传导通路,整合视觉信号与动眼神经活动的顶盖前区和支配瞳孔括约肌运动的动眼神经。

(四)听觉传导通路

一般认为听觉传导通路由四级神经元构成。

第1级神经元为蜗神经节内的双极细胞,其周围突分布于内耳的螺旋器,中枢突组成蜗神经,在延髓和脑桥的交界处入脑,止于蜗腹侧核和蜗背侧核。第2级神经元的胞体在蜗腹侧核和蜗背侧核,此二核发出的纤维大部分在脑桥内形成斜方体并交叉至对侧,至上橄榄核的外侧折向上行,称外侧丘系。外侧丘系的纤维经中脑被盖的背外侧部大多数止于下丘。第3级神经元的胞体在下丘,其纤维经下丘臂止于内侧膝状体。第4级神经元的胞体在内侧膝状体,发出纤维组成听辐射,经内囊后肢,止于大脑皮质的听区——颞横回。

听觉传导通路的结构特点:少数蜗腹侧核和蜗背侧核的纤维不交叉,进入同侧外侧丘系;也有少数外侧丘系的纤维直接止于同侧内侧膝状体;还有一些蜗神经核发出的纤维在上橄榄核换神经元,然后加入同侧的外侧丘系。因此,听觉的神经信号是双侧传导的。若一侧通路在外侧丘系以上受损,不会产生明显症状。

[观察结果]

(一)存在问题
(二)如何解决
(三)实验评价

[作业练习]

绘制感觉和运动传导通路在中枢神经的主要断面位置示意图。

第二节 运动传导通路

[目的要求]

(一)掌握内容

1. 锥体束的起止及上、下两级运动神经元。

2. 皮质核束(皮质脑干束)的起始,通过内囊的部位及其对脑神经运动核的支配(两侧与对侧支配)。

3. 核上瘫与核下瘫不同临床症状的形态基础,皮质脊髓束的起始及其在内囊和脑干内的位置。

4. 锥体交叉、皮质脊髓侧束与皮质脊髓前束的行径与位置。

(二)了解内容

锥体外系的概念与功能

(1)皮质—新纹状体—背侧丘脑—皮质环路

(2)皮质—脑桥—小脑—皮质环路

[实验用品]

(一)运动传导路静态(传统)模型

(二)运动传导路电动模型

(三)运动传导路视频、动画或微课、微电影

[观察内容]

(一)锥体系

锥体系的上运动神经元由位于中央前回和中央旁小叶前部的巨型锥体细胞(Betz 细胞)和其他类型的锥体细胞以及位于额、顶叶部分区域的锥体细胞及其下行纤维组成。上述神经元发出的下行轴突共同组成锥体束,其中,下行至脊髓的纤维束称皮质脊髓束,止于脑干的躯体运动核和特殊内脏运动核的纤维束称皮质核束。

1. 皮质脊髓束 由位于大脑皮质运动区的上运动神经元和位于脊髓灰质前角的下运动神经元组成。

上运动神经元位于中央前回的上、中部和中央旁小叶的前半部等处的皮质,其轴突集中形成下行纤维束,经内囊后肢的前部、大脑脚底中 3/5 的外侧部和脑桥的基底部至延髓锥体。在锥体的下部,大部分纤维交叉至对侧。交叉后的纤维继续于对侧脊髓侧索内下行,称皮质脊髓侧束,此束沿途发出侧支,逐节终止于下运动神经元——脊髓灰质前角细胞,主要支配四肢肌。在延髓的锥

体交叉处,皮质脊髓束中的小部分未交叉的纤维在同侧脊髓的前索内下行,称皮质脊髓前束。该束仅达上胸节,并经白质前连合逐节交叉至对侧,亦终止于下运动神经元——脊髓灰质的前角细胞,支配躯干和四肢骨骼肌的运动。皮质脊髓前束中有一部分纤维始终不交叉而止于同侧脊髓前角运动神经元,主要支配躯干肌。

　　2. 皮质核束(皮质脑干束)　由位于大脑皮质运动区的上运动神经元和位于脑干的躯体运动核团及特殊内脏运动核团中的下运动神经元组成。

　　上运动神经元为位于中央前回下部的锥体细胞,其轴突集合形成下行纤维束,经内囊膝至大脑脚底中 3/5 的内侧部,由此向下纤维陆续分出。该束大部分纤维终止于双侧脑神经运动核中的下运动神经元(动眼神经核、滑车神经核、展神经核、三叉神经运动核、面神经核上份、疑核和副神经核)。这些核发出的纤维依次支配眼外肌、咀嚼肌、睑裂以上的面部表情肌、胸锁乳突肌、斜方肌和咽喉肌。皮质核束的小部分纤维完全交叉到对侧,终止于面神经核的下份和舌下神经核中的下运动神经元,二者发出的纤维分别支配对侧睑裂以下的面部表情肌和舌肌。因此,只有面神经核的下份和舌下神经核接受单侧(对侧)皮质核束的支配,其他脑神经运动核均接受双侧皮质核束纤维的支配。

　　(二) 锥体外系

　　锥体外系泛指除锥体系以外的所有下行运动性传导通路。其主要功能为调节肌紧张,协调肌群间的活动,维持身体的正常姿势,完成习惯性和节律性运动。

　　1. 皮质—新纹状体—背侧丘脑—皮质环路　该环路对发出锥体束的皮质运动区的活动有重要的反馈调节作用。其具体路径如下:

　　额叶、顶叶和颞叶的皮质神经元—尾状核和壳—苍白球—背侧丘脑腹前核和腹外侧核—大脑皮质运动区

　　2. 皮质—脑桥—小脑—皮质环路　该环路将大脑皮质运动区与小脑新皮质区连接为一个功能整体,为小脑在协调由大脑皮质控制的随意运动中发挥作用提供了结构基础。其具体路径如下:

　　额叶、顶叶、枕叶和颞叶的皮质神经元(经额桥束、顶桥束和枕颞桥束)—脑桥核—小脑新皮质—小脑齿状核—对侧红核和背侧丘脑腹后外侧核—大脑皮质运动前区

　　[观察结果]

　　(一) 存在问题
　　(二) 如何解决
　　(三) 实验评价

　　[作业练习]

　　绘制运动传导通路箭头示意图。

(王 磊　樊 平)

第二十章
脑和脊髓的被膜、血管及脑脊液循环

脑和脊髓的表面由外向内包有硬膜、蛛网膜和软膜三层被膜,它们对脑和脊髓有保护、支持、营养的作用。

脑的动脉来源于颈内动脉和椎动脉。以顶枕沟为界,大脑半球的前 2/3 和部分间脑由颈内动脉供应;大脑半球后 1/3 及脑干、小脑和部分间脑由椎动脉供应。故可将脑的动脉归纳为颈内动脉系和椎 - 基底动脉系,二者都发出皮质支和中央支,皮质支营养大脑皮质及其深面的髓质,中央支供应间脑、基底核及内囊等。

脑脊液是充满各脑室、蛛网膜下隙和脊髓中央管内的无色透明液体,由各脑室脉络丛产生,成人总量约 150ml。它处于不断产生、循环和回流的相对平衡状态,对脑和脊髓起缓冲、保护、运输代谢产物和维持颅内压等作用。

第一节　脑和脊髓的被膜(观察脑和脊髓的被膜标本)

[目的要求]

(一) 掌握内容
1. 脑和脊髓被膜的名称。
2. 硬膜外隙、蛛网膜下隙的位置及内容物。
3. 硬脑膜的结构特点及形成的特殊结构。
4. 蛛网膜的结构特点及蛛网膜下池的名称与部位。

(二) 了解内容
1. 海绵窦的位置及其与脑神经及颈内动脉的关系。
2. 软脊膜和软脑膜的位置与结构。

[实验用品]

脑和脊髓的被膜标本。

[观察内容]

（一）脊髓的被膜

脊髓的被膜由外向内为硬脊膜、脊髓蛛网膜和软脊膜三层构成。

1. 硬脊膜　位于椎管内包裹着脊髓和脊神经根，上端附于枕骨大孔周缘，与硬脑膜相延续；两侧在椎间孔处与脊神经外膜相延续，平第 2 骶椎水平逐渐变细，末端附于尾骨。硬脊膜与椎管内面的骨膜之间的疏松间隙称硬膜外隙，内含疏松结缔组织、脂肪、淋巴管和静脉丛、还有脊神经根通过。硬膜外隙与颅内不相通。

2. 脊髓蛛网膜　为半透明的薄膜，位于硬脊膜与软脊膜之间。脊髓蛛网膜与软脊膜之间的间隙称脊髓蛛网膜下隙，向上与脑蛛网膜下隙相通。自脊髓下端至第 2 骶椎之间，蛛网膜下隙扩大，称为终池，内有马尾。

3. 软脊膜　软脊膜薄而富有血管，紧贴脊髓表面，并延伸至脊髓的沟裂内，不易与脊髓分离。在脊髓下端移行为终丝。软脊膜在脊髓两侧脊神经前、后根根丝之间形成一条纵行带状结构，呈锯齿状，其尖端附于硬脊膜内面，称齿状韧带。

（二）脑的被膜

1. 硬脑膜

（1）大脑镰：为硬脑膜的上部沿正中矢状面向下伸入左、右大脑半球之间的大脑纵裂内，呈镰刀状。前端附于鸡冠上，后端与水平位的小脑幕相连。

（2）小脑幕：伸入大脑和小脑之间的大脑横裂内。其后缘附于横窦沟；两侧缘附于岩上窦沟；前内缘游离称小脑幕切迹，正好包绕中脑。

（3）小脑镰：小脑幕下方伸入左、右小脑半球之间。

（4）鞍隔：位于蝶鞍上方，封闭垂体窝，其中部有一孔，由漏斗通过。

（5）硬脑膜窦

1）上矢状窦：纵贯大脑镰上缘的全长，呈三角形的腔隙，向后通窦汇。

2）下矢状窦：位于大脑镰下缘内，向后通直窦。

3）直窦：位于大脑镰与小脑幕相接处，由大脑大静脉与下矢状窦汇合而成，后端连窦汇。

4）横窦：位于横窦沟内。左右横窦的后内侧端始于枕内隆凸处，接续窦汇。横窦前外侧端弯曲向下续接乙状窦。

5）乙状窦：位于乙状沟内，其下端在颈静脉孔处连于颈内静脉。

6）海绵窦：海绵窦位于蝶鞍两侧的颈动脉沟处。窦内有颈内动脉和展神经通过；在窦的外侧壁内，自上而下有动眼神经、滑车神经、三叉神经的眼神经和上颌神经通过。

7）岩上窦：在小脑幕附于颞骨岩部上缘处，与海绵窦和横窦相连。

8）岩下窦：位于颞骨岩部后面下缘处，海绵窦借岩下窦连于颈内静脉起始端。

2. 脑蛛网膜　脑蛛网膜位于硬脑膜深面，为一跨过脑沟的半透明薄膜。

（1）蛛网膜下隙：位于脑蛛网膜与软脑膜之间的间隙。

（2）蛛网膜下池：为蛛网膜下隙较宽大处，有位于小脑与延髓之间的小脑延髓池、视交叉前方的交叉池、两大脑脚之间的脚间池、在脑桥基底部周围的脑桥池。

（3）蛛网膜粒：脑的蛛网膜在上矢状窦附近形成很多大小不等的绒毛状突起。

3. 软脑膜　软脑膜薄而富有血管，沿脑实质表面伸入脑沟内，不易与脑实质分离。在脑室的一定部位,软脑膜及其血管与室管膜上皮共同形成脉络组织。

[观察结果]

(一) 存在问题
(二) 如何解决
(三) 实验评价

[作业练习]

绘制硬脑膜窦的交通示意图。

第二节 脑和脊髓的血管(观察脑和脊髓的血管标本)

[目的要求]

(一) 掌握内容
1. 颈内动脉和椎 - 基底动脉的行径、主要分支及分布。
2. 大脑动脉环的组成、位置和功能意义。

(二) 了解内容
1. 脑的血液循环的特点。
2. 脑静脉的结构特点与回流。
3. 脊髓血液供应的概况。

[实验用品]

(一) 脑和脊髓的血管标本
(二) 脑室标本

[观察内容]

(一) 脑的血管
1. 脑的动脉 脑的动脉来源于颈内动脉和椎动脉。以顶枕沟为界,大脑半球的前 2/3 和部分间脑由颈内动脉分支供应;大脑半球后 1/3 及部分间脑、脑干和小脑由椎动脉供应。

(1) 颈内动脉:在视交叉两侧的大血管即左右颈内动脉。颈内动脉经颅底颈动脉管进入颅内,立即进入海绵窦,在窦内沿颈动脉沟前行。然后转向上,在前床突的内侧穿出海绵窦,分为数支:

1) 大脑前动脉:左、右大脑前动脉借前交通动脉相连,然后向前进入大脑纵裂,沿胼胝体沟向后行走。

2) 大脑中动脉:是颈内动脉的最大分支,走向外侧进入大脑外侧沟内,沿脑岛表面走向后上方,沿途发出分支分布于岛叶和大脑半球上外侧面的绝大部分。

大脑前、中动脉的分支沿脑表面和脑沟内走行,这些分支称为皮质支。在大脑前、中后动脉的近侧段,还发出很多细小分支,进入大脑深部,这些分支称为中央支。大脑中动脉供应纹状体和内囊的中央支,易破裂出血,故又名出血动脉。

3)脉络丛前动脉:比较细小的分支,沿视束行向后,经海马沟入侧脑室下角,终止于侧脑室脉络丛。

4)后交通动脉:行向后,连于大脑后动脉。

(2)椎动脉-基底动脉

1)椎动脉:经枕骨大孔入颅,走在延髓的前面,在脑桥下缘左、右椎动脉合成基底动脉,行于脑桥的基底沟内。

在锥体交叉附近,向后外下发出一支脊髓后动脉;在橄榄下端附近,向外侧发出小脑下后动脉;在汇合成基底动脉前,向内侧发出细小的脊髓前动脉。双侧的脊髓前动脉汇合成一干,沿前正中裂下行。

2)基底动脉:在它的起始段发出一对小脑下前动脉;中段发出数对细小分支,其中最下方一对叫迷路动脉,经内耳道至内耳,其余几对叫脑桥动脉,分布于脑桥基底部;上端发出的两对较大的动脉,其中下方的小脑上动脉;上方的大脑后动脉,大脑后动脉起始段与后交通动脉相连。大脑后动脉起始部与小脑上动脉根部之间夹有动眼神经。

(3)大脑动脉环(Willis环):位于蝶鞍之上,环绕视交叉、灰结节及乳头体。由两侧大脑前、后动脉的起始段、两侧颈内动脉的末端借前、后交通动脉相连而成。

2. 脑的静脉

(1)浅组——大脑外静脉

1)上组:大脑上静脉→上矢状窦。

2)中组:大脑中浅静脉→海绵窦;大脑中深静脉→基底静脉→大脑大静脉。

3)下组:大脑下静脉→横窦和海绵窦。

(2)深组——大脑内静脉:丘脑纹状体静脉→大脑内静脉→大脑大静脉→直窦。

(二)脊髓的血管

1. 脊髓的动脉　脊髓的动脉有两个来源:

(1)椎动脉发出的脊髓前动脉和脊髓后动脉。

(2)节段性动脉:如颈升动脉、肋间后动脉、腰动脉等分布于脊髓的分支。

2. 脊髓的静脉　脊髓前、后静脉注入硬膜外隙的椎内静脉丛。

［ 观察结果 ］

(一)存在问题
(二)如何解决
(三)实验评价

［ 作业练习 ］

绘制大脑动脉环的示意图。

第三节 脑脊液及其循环(观察脑室标本)

[目的要求]

(一) 掌握内容
脑脊液循环的途径。
(二) 了解内容
脑脊液的作用。

[实验用品]

脑室标本。

[观察内容]

脑脊液主要由各脑室脉络丛产生,少量由室管膜上皮和毛细血管产生。

由左、右侧脑室脉络丛产生的脑脊液经室间孔流入第三脑室,与第三脑室脉络丛产生的脑脊液一起,经中脑水管流至第四脑室,再汇合第四脑室脉络丛产生的脑脊液经第四脑室正中孔和两个外侧孔流入蛛网膜下隙,最后经大脑背面的蛛网膜粒渗透到上矢状窦内,经左、右颈内静脉回流入血液中。

[观察结果]

(一) 存在问题
(二) 如何解决
(三) 实验评价

[作业练习]

绘制脑室的交通示意图。

(陈明峰)

第二十一章
内分泌系统

内分泌系统是神经系统以外的一个重要调节系统,与神经系统相辅相成,共同调节机体的生长发育和各种代谢活动,并影响行为和控制生殖,维持机体内环境的平衡与稳定。

内分泌系统由内分泌腺和内分泌组织构成。内分泌腺是人体内一些无输出导管的腺体;而内分泌组织以细胞团形式分散存在于机体的器官或组织内。人体主要的内分泌腺和内分泌组织有:垂体、松果体、甲状腺、甲状旁腺、肾上腺、胰岛、胸腺以及生殖腺等。

[目的要求]

(一) 掌握内容

内分泌器官或组织,包括垂体、松果体、甲状腺、甲状旁腺、肾上腺、胰岛、胸腺、生殖腺的位置、形态及结构。

(二) 了解内容

内分泌系统的定义、分类、功能及其与神经系统的关系。

[实验用品]

(一) 全身内分泌器官标本(童尸或成人尸体)
(二) 游离内分泌器官标本
(三) 垂体切片标本
(四) 肾上腺切片标本
(五) 胰岛切片标本

[观察内容]

(一) 垂体

观察原位和游离的垂体标本及垂体切片标本。

垂体位于颅底蝶鞍中央的垂体窝内,呈椭圆形,垂体上端借漏斗与下丘脑相连。

垂体可分为腺垂体和神经垂体两部分。腺垂体包括远侧部、结节部和中间部,神经垂体由神经部和漏斗组成。垂体前叶位于垂体的前端,由远侧部和结节部组成;垂体后叶包括中间部和神经部。

(二) 松果体

观察原位的松果体标本。

松果体为一椭圆形小体,形似松果,位于上丘脑缰连合的后上方,以细柄连于第三脑室顶的后部。

(三) 甲状腺

观察原位和游离的甲状腺标本。

甲状腺呈"H"形,分为左、右两个侧叶,中间以峡部相连。约有半数人自峡部向上伸出一锥状叶。

甲状腺位于颈前部,两侧叶位于喉下部和气管颈部的前外侧,峡部多位于第 2~4 气管软骨的前方。甲状腺的外面包有两层被膜,内层为纤维囊(又称真被膜),包裹甲状腺的表面。外层为甲状腺鞘或假被膜(临床上称外科囊)。假被膜增厚形成的甲状腺悬韧带使甲状腺后面与甲状软骨、环状软骨以及气管软骨相连。

(四) 甲状旁腺

观察原位和游离的甲状旁腺标本。

甲状旁腺位于甲状腺侧叶的后面,为两对扁椭圆形似黄豆大的小体,被甲状腺鞘所包裹,也可位于鞘外或埋入甲状腺组织中。

(五) 肾上腺

观察原位和游离的肾上腺标本及肾上腺切片标本。

肾上腺位于腹膜后隙,肾的上方,与肾共同被包裹在肾筋膜内。左侧肾上腺为半月形,右侧呈三角形。肾上腺分为表层的皮质和内部的髓质两部分。

(六) 胰岛

观察胰岛的切片标本。

胰岛为散在胰腺实质内的细胞团,以胰尾为最多。仅占胰腺总体积的 1%~2%。人胰岛主要有 A、B、D、PP 四种细胞。

(七) 胸腺

观察原位和游离的胸腺标本。

胸腺位于胸骨柄后方,上纵隔的前部,后面附于心包和头臂静脉等大血管。胸腺是一个淋巴器官兼有内分泌功能。由大小不对称的左、右两叶构成,两者之间借结缔组织相连。胸腺有明显的年龄变化,在新生儿和幼儿时期胸腺发达,体积较大,性成熟后胸腺发育至最大;此后逐渐萎缩、退化,成人的胸腺通常被结缔组织所替代。

(八) 生殖腺

观察原位的睾丸和卵巢标本。

睾丸是男性生殖腺,位于阴囊内,成对呈扁椭圆形。

卵巢为女性生殖腺,位于盆腔侧壁的卵巢窝内,左、右各一,呈扁椭圆形。卵巢可产生卵泡,卵泡排卵后,残留在卵巢内的卵泡壁变成黄体。

[观察结果]

(一) 存在问题

(二) 如何解决

(三) 实验评价

[作业练习]

绘制全身内分泌器官简图。

（陈明峰）

第二十二章
表面解剖学

第一节　骨　性　标　志

一、头颈部

（一）眉弓
为位于眶上缘上方，额结节下方的弓形隆起。

（二）颧弓
位于外耳门前方的水平线上，全长均可触及，约3横指宽（5~6cm）。

（三）髁突
位于耳屏的前方，颧突根部的下方，在张、闭口运动时，可触及髁突向前、后的滑动。

（四）下颌角
位于下颌体下缘与下颌支后缘的相交处，为明显的骨性标志。

（五）乳突
为位于耳垂的后方，呈圆而较平的锥形隆起。

（六）枕外隆凸
为位于枕骨外面正中的突出隆起。

（七）舌骨
位于颏隆凸的下后方，沿舌骨体向两侧可扪及舌骨大角。

二、躯干部

（一）颈静脉切迹
指胸骨柄上缘的切迹。

（二）胸骨角
指胸骨柄与胸骨体连结处微向前突的角。

（三）肩胛冈
指肩胛骨背面高耸的骨嵴，其外侧端为肩峰，是肩部的最高点。

（四）肩胛骨下角
当上肢自然下垂时易于触及，该角平对第7肋或第7肋间隙。

（五）棘突
在后正中线上，自上而下可触摸到大部分椎骨的棘突，第7颈椎棘突较长，低头时皮下易扪及，常作为计数椎骨序数的标志。

（六）髂嵴

指髂骨的上缘，全长位于皮下，其前份较后份更易摸到。

（七）髂结节

为髂前上棘上后方 5~7cm 处，髂嵴外唇向外侧突出的骨性结构。

（八）髂前上棘

为髂嵴前端的突起。

（九）髂后上棘

指髂嵴后端的突起。

（十）坐骨结节

在臀下部的内侧可摸及坐骨结节，在坐位时该结节是支持体重的骨点。

（十一）骶管裂孔

指沿骶正中嵴向下，由第 4、5 骶椎背面的切迹与尾骨围成的孔。

（十二）骶角

为骶管裂孔两侧向下的突起。

三、上肢

（一）锁骨

该骨自颈静脉切迹向外侧，全长均可触及。

（二）肩峰

为肩部最隆起的部位，向前内侧与锁骨的外侧端相连，向后内侧可摸到肩胛冈。

（三）喙突

位于锁骨外、中 1/3 交界处下方的锁骨下窝内。

（四）肱骨内、外上髁

为肘部内、外侧皮下可摸到的最突出的骨性标志。

（五）鹰嘴

为肘后部最明显的骨突。

（六）尺骨茎突

指尺骨头后内侧向下的突起。

（七）桡骨茎突

指桡骨下端外侧可摸到的骨突。

四、下肢

（一）股骨大转子

为髋部向外侧的最突出点，在髂结节的下方约 10cm 处可触摸到。

（二）耻骨结节

位于腹股沟的内侧端，自此向内侧延伸的隆起为耻骨嵴。

（三）股骨内、外侧髁

为股部下端两侧的隆起。

（四）股骨内、外上髁

股骨内、外侧髁上最突出的部分分别为股骨内、外上髁。

（五）髌骨

位于膝关节前方的皮下，在直立位时可见到其突出于膝关节的前上方，当屈膝时该骨陷入股骨两髁之间。

（六）胫骨粗隆

为胫骨体上端向前突出的隆起。

（七）腓骨头

指腓骨的上端稍膨大的部分，位于胫骨外侧髁的后外下方。

（八）胫骨前缘

为位于胫骨体前面的皮下，从胫骨粗隆向下直至内踝的明显骨嵴，沿小腿的前内侧面向下触摸可触及其全长。

（九）内踝

为胫骨下端内侧份伸向下方的扁突，明显隆起于踝部的内侧。

（十）外踝

指腓骨下端的膨大，略呈三角形的骨突，其位置较内踝低。

第二节　肌 性 标 志

一、头颈部

（一）咬肌
当牙咬紧时，该肌为下颌角的前上方至颧弓的下方可摸到的坚硬条状隆起。

（二）颞肌
当牙咬紧时，该肌为颧弓以上的颞窝处可摸到的坚硬隆起。

（三）胸锁乳突肌
当头部向一侧转动时，在对侧可明显看到该肌从前下方斜向后上方呈长条状的隆起。

二、躯干部

（一）斜方肌
在项部和背上部，可见斜方肌外上缘的轮廓。

（二）背阔肌
在背下部可见此肌的轮廓，其外下缘参与形成腋后襞。

（三）竖脊肌
为脊柱两旁的纵行肌性隆起。

（四）胸大肌
为胸前壁较膨隆的肌性隆起，其下缘构成腋前襞。

（五）前锯肌
位于胸部的外侧壁，发达者可见其肌齿。

（六）腹直肌
为位于腹前正中线两侧的纵形隆起，该肌发达者可见脐以上有三条横沟，为腹直肌的腱划。

三、上肢

(一) 三角肌

在肩部形成圆隆的外形,其止点在臂外侧的中部呈现一小凹。

(二) 肱二头肌

当屈肘握拳旋后时,可在臂前面明显见到其膨隆的肌腹。在肘窝中央,亦可摸到此肌的肌腱。

(三) 肱三头肌

在臂后面的三角肌后缘的下方可见到肱三头肌长头。

(四) 肱桡肌

当握拳并用力屈肘时,在肘部可见到肱桡肌的膨隆肌腹。

(五) 桡侧腕屈肌

当握拳时,在掌长肌腱的桡侧,可见到此肌的肌腱。

(六) 掌长肌

当手用力半握拳并屈腕时,在腕前面的中份,腕横纹的上方可明显见到此肌的肌腱。

(七) 尺侧腕屈肌

当用力外展手指并半屈腕时,在腕的尺侧可见到此肌的肌腱。

(八) 解剖学"鼻烟窝"

位于腕部和手背的桡侧,当伸、展拇指时,呈尖朝向拇指的三角形凹陷。其桡侧界为拇短伸肌腱,尺侧界为拇长伸肌腱,近侧为桡骨茎突,窝底为手舟骨和大多角骨。

(九) 指伸肌腱

在手背,伸直手指时可见到此肌至第 2~5 指的肌腱。

(十) 鱼际

为手掌桡侧的肌隆起。

(十一) 小鱼际

为手掌尺侧的肌隆起。

四、下肢

(一) 股四头肌

当大腿屈和内收时,可见股直肌位于缝匠肌与阔筋膜张肌所形成的夹角内。股内侧肌和股外侧肌在大腿前面的下部,分别位于股直肌的内、外侧。

(二) 臀大肌

在臀部形成圆隆的外形。

(三) 股二头肌

在腘窝的外上界,可摸到该肌肌腱止于腓骨头。

(四) 半腱肌和半膜肌

在腘窝的内上界,可摸到该肌肌腱止于胫骨。其中半腱肌肌腱较窄,其位置浅表且略靠外侧;半膜肌肌腱粗而圆钝,位于半腱肌肌腱深面的内侧。

(五) 长伸肌

当用力伸趾时,在踝关节的前方和足背可摸到此肌的肌腱。

（六）胫骨前肌

在踝关节的前方，于长伸肌肌腱的内侧可摸到此肌的肌腱。

（七）趾长伸肌

当伸趾时，在足背可清晰见到该肌的 4 条肌腱至各趾。

（八）小腿三头肌

在小腿的后面可明显见到该肌膨隆的肌腹与跟腱。

第三节　重要血管神经的体表投影

一、头颈部

（一）面动脉

自下颌体下缘与咬肌前缘的交点，经口角外侧 1cm 处至内眦的连线。

（二）颈总动脉和颈外动脉

自下颌角与乳突尖连线的中点，右侧至右胸锁关节，左侧至左锁骨上小窝作一连线，该线以甲状软骨上缘为界，上段为颈外动脉的体表投影，下段为颈总动脉的体表投影。

（三）锁骨下动脉

右侧自右胸锁关节，左侧自左锁骨上小窝向外上至锁骨上缘的中点划一弓形线。

（四）颈外静脉

自下颌角至锁骨中点的连线。

（五）臂丛

自胸锁乳突肌后缘的中、下 1/3 交点至锁骨中、外 1/3 交点稍内侧的连线。

（六）副神经

自乳突尖与下颌角连线的中点，经胸锁乳突肌后缘中、上 1/3 交点，至斜方肌前缘中、下 1/3 交点的连线。

二、躯干部

（一）髂总动脉和髂外动脉

自髂前上棘与耻骨结节连线的中点至脐下 2cm 处，此连线的上 1/3 段为髂总动脉的体表投影；下 2/3 为髂外动脉的体表投影。

（二）腹壁下动脉

自腹股沟韧带中、内 1/3 交点处与脐的连线。

（三）腹主动脉

在腹前壁，自颈静脉切迹至耻骨联合上缘连线的中点以上 2.5cm 处，向下至脐左下方 2cm 处，画一条宽约 2cm 的带状区。

三、上肢

（一）腋动脉和肱动脉

上肢外展 90°，掌心向上，自锁骨中点至肘窝中点远侧约 2cm 处的连线。

(二) 尺动脉

自肘窝中点远侧约 2cm 处至豌豆骨桡侧的连线。

(三) 桡动脉

自肘窝中点远侧约 2cm 处至桡骨茎突前方的连线。

(四) 掌浅弓

握拳时中指所指的部位,相当于手掌近侧横纹处。

(五) 掌深弓

位于掌浅弓近侧约 2cm 处。

(六) 正中神经

沿肱二头肌内侧沟,经肱骨内、外上髁连线中点的稍内侧,至腕前面正中处(即掌长肌腱深面)的连线。

(七) 桡神经

自腋后襞的下方,经肱骨外侧中、下 1/3 交界处,向下至肱骨外上髁的连线。

(八) 尺神经

自喙肱肌内侧缘起,沿肱二头肌内侧沟,经肱骨内上髁后方的尺神经沟处,继续向下至豌豆骨桡侧缘的连线。

(九) 肌皮神经

自喙突经肱二头肌外侧沟至肱二头肌肌腱外侧的连线。

四、下肢

(一) 股动脉

大腿处于屈、稍外展和旋外时,自腹股沟韧带的中点至收肌结节连线的上 2/3 段。

(二) 胫前动脉

自胫骨粗隆与腓骨头之间的中点与内、外踝中点的连线。

(三) 胫后动脉

自腘窝中点下方 7~8cm 处至内踝与跟腱之间的中点的连线。

(四) 足背动脉

自内、外踝连线的前方中点至第 1 跖骨底的连线。

(五) 坐骨神经

其出盆腔处位于髂后上棘至坐骨结节连线的上、中 1/3 交界处,行经股骨大转子与坐骨结节连线的中点稍内侧,至股骨内、外侧髁之间中点的连线。

第四节　脏器的体表投影

一、头颈部

(一) 腮腺管

自鼻翼与口角之间的中点至耳屏间切迹连线的中 1/3 段。

(二) 胸膜顶

由胸腔突出胸廓上口至颈根部,高出锁骨内侧 1/3 段上方 2~3cm。

二、躯干部

(一) 胸膜

胸膜前界的两侧均起自胸膜顶,即锁骨内侧 1/3 段上方 2~3cm 处,向内下行经胸锁关节的后方至第 2 胸肋关节的高度,左、右侧向中线靠拢,在正中线稍左垂直向下;右侧到达第 6 胸肋关节处移行为下界;左侧到达第 4 胸肋关节处转向外下,沿胸骨侧缘的外侧 2~2.5cm 下行,到达第 6 肋软骨中点处移行为下界。胸膜下界右侧起自第 6 胸肋关节后方,左侧起自第 6 肋软骨中点处,两侧均向外下行,在锁骨中线与第 8 肋相交,腋中线与第 10 肋相交,肩胛线与第 11 肋相交,靠近后正中线处平对第 12 胸椎棘突高度。

(二) 肺

肺的前界与胸膜的前界基本一致,仅左肺前缘在第 4 胸肋关节高度沿第 4 肋软骨急转向外至胸骨旁线处弯向外下,至第 6 肋软骨中点延续为肺下界。肺下界较胸膜下界稍高,平静呼吸时,在锁骨中线与第 6 肋相交,在腋中线越过第 8 肋,在肩胛线与第 10 肋相交,靠近后正中线处平对第 10 胸椎棘突。

(三) 肺裂

左、右肺斜裂均自第 3 胸椎的棘突向外下方,绕过胸侧部至锁骨中线与第 6 肋相交处的斜线。右肺的水平裂为自右侧第 4 胸肋关节向外侧,至腋中线与斜裂投影线相交的水平线。

(四) 肺根

前方平对第 2~4 肋间隙的前端,后方平对第 4~6 胸椎棘突的高度,在后正中线与肩胛骨内侧缘连线中点的垂直线上。

(五) 心

在胸前壁可用 4 点的连线表示。左上点在左侧第 2 肋软骨下缘,距胸骨侧缘约 1.2cm 处;右上点在右侧第 3 肋软骨上缘距胸骨侧缘 1.0cm 处;左下点在左侧第 5 肋间隙距前正中线 7~9cm 或距左锁骨中线内侧 1.0~2.0cm 处;右下点在右第 6 胸肋关节处。

(六) 肝

在腹前壁可用 3 点的连线表示。右上点为右锁骨中线与第 5 肋的相交处;右下点为右侧腋中线与第 10 肋下 1.5cm 的相交处;左点为左侧第 6 肋软骨距前正中线左侧 5cm 处。

(七) 胆囊底

右锁骨中线或右腹直肌的外侧缘与右肋弓的交点处。

(八) 肾

在后正中线外侧 2.5cm 和 7.5cm 处各作一垂线,通过第 11 胸椎和第 3 腰椎棘突各作一水平线,肾即位于此纵、横标志线所围成的四边形范围内。

(九) 脾

脾后上端平对左侧第 9 肋的上缘,距后正中线 4~5cm;脾的前下端平对左侧第 11 肋,到达腋中线,其长轴与第 10 肋相平行。

(十) 阑尾根部

自脐至右髂前上棘连线的中、外 1/3 交界处。

(高 艳)

第二十三章
附　表

一、全身肌肉的名称、起止点、作用和神经支配表

（一）头肌的起止点、作用和神经支配

肌群	肌名		起点	止点	主要作用	神经支配
面肌	枕额肌	额腹	帽状腱膜	眉部皮肤	提眉，形成额部皱纹	面神经
		枕腹	枕骨	帽状腱膜	后牵帽状腱膜	
	眼轮匝肌		位于眼裂周围		闭合眼裂	
	口轮匝肌		环绕口裂周围		闭合口裂	
	提上唇肌		上唇上方的骨面	口角或唇的皮肤等	与肌名称一致	
	提口角肌					
	颧肌				提上唇与口角	
	降口角肌		下唇下方的下颌骨前面		与肌名称一致	
	降下唇肌					
	颊肌		面颊深层		使唇、颊贴紧牙齿，帮助咀嚼和吸吮，牵拉口角向外侧	
	鼻肌		分布鼻孔周围		开大或缩小鼻孔	
咀嚼肌	咬肌		颧弓	下颌骨的咬肌粗隆	上提下颌骨（闭口）	三叉神经
	颞肌		颞窝	下颌骨冠突		
	翼内肌		翼突窝	下颌角内面的翼肌粗隆		
	翼外肌		翼突外侧面	下颌颈	两侧同时收缩作张口运动；一侧收缩使下颌移向对侧	

（二）颈肌的起止点、作用和神经支配

肌群	肌名	起点	止点	主要作用	神经支配
颈浅肌与颈外侧肌	颈阔肌	三角肌和胸大肌的筋膜	口角、下颌骨下缘及面部皮肤	拉口角及下颌向下	面神经
	胸锁乳突肌	胸骨柄前面、锁骨的胸骨端	颞骨乳突	一侧收缩使头向同侧屈；两侧收缩使头后仰	副神经
颈前肌	舌骨上肌群 二腹肌	前腹：下颌体内面；后腹：乳突	舌骨	上提舌骨，可使舌升高；当舌骨固定时，可张口	前腹：三叉神经；后腹：面神经
	下颌舌骨肌	下颌体内面			三叉神经
	茎突舌骨肌	茎突			面神经
	颏舌骨肌	下颌骨颏棘			第1颈神经前支
	舌骨下肌群 胸骨舌骨肌	与肌名称一致		下降舌骨和喉	颈袢
	肩胛舌骨肌				
	胸骨甲状肌				
	甲状舌骨肌				
颈深肌外侧群	前斜角肌	颈椎横突	第1肋上面	使颈侧屈或前屈；上提第1、2肋助吸气	颈神经前支
	中斜角肌				
	后斜角肌		第2肋上面		

（三）背肌的起止点、作用和神经支配

肌群	肌名	起点	止点	主要作用	神经支配
背浅肌群	斜方肌	上项线、枕外隆凸、项韧带和全部胸椎棘突	锁骨外侧 1/3、肩峰、肩胛冈	拉肩胛骨向脊柱靠拢；如果肩胛骨固定，作用同胸锁乳突肌	副神经
	背阔肌	下6个胸椎棘突、全部腰椎棘突及髂嵴后部等	肱骨小结节嵴	使肩关节后伸、内收及旋内	胸背神经
	肩胛提肌	上位颈椎横突	肩胛骨上角和内侧缘上部	上提肩胛骨	肩胛背神经
	菱形肌	下位2个颈椎和上位4个胸椎棘突	肩胛骨内侧缘	牵引肩胛骨向内上并向脊柱靠拢	
背深肌群	竖脊肌	骶骨背面、髂嵴后部和腰椎棘突	肋骨、椎骨及颞骨乳突等	一侧肌收缩使脊柱向同侧屈；两侧同时收缩使脊柱后伸和仰头	脊神经后支
	夹肌	项韧带下半、下位颈椎棘突、上位胸椎棘突及棘上韧带	上位 2~3 颈椎横突、乳突和上项线	一侧肌收缩使头向同侧旋转；两侧同时收缩使头后仰	颈神经后支

（四）胸肌与膈的起止点、作用和神经支配

肌群	肌名	起点	止点	主要作用	神经支配
胸上肢肌	胸大肌	锁骨内侧 2/3 段、胸骨前面、第 1~6 肋软骨前面等	肱骨大结节嵴	使肩关节内收、旋内和前屈	胸内、外侧神经
	胸小肌	第 3~5 肋骨	肩胛骨喙突	拉肩胛骨向前下方	胸内侧神经
	前锯肌	上 8 或 9 个肋骨外面	肩胛骨内侧缘和下角	拉肩胛骨向前并紧贴胸廓	胸长神经
胸固有肌	肋间外肌	上位肋骨下缘	下位肋骨上缘	提肋助吸气	肋间神经
	肋间内肌	下位肋骨上缘	上位肋骨下缘	降肋助呼气	
	肋间最内肌				
	胸横肌	胸骨下部	第 2~6 肋内面		
膈	胸骨部 肋部 腰部	剑突后面 下 6 对肋 上 2~3 个腰椎	中心腱	助呼吸、增加腹压	膈神经

（五）腹肌的起止点、作用和神经支配

肌群	肌名	起点	止点	主要作用	神经支配
前外侧群	腹外斜肌	下 8 位肋骨外面	髂嵴前部、腹股沟韧带、白线	保护腹腔脏器，维持腹内压。收缩时，增加腹压；使脊柱前屈、侧屈及旋转；降肋助呼气	第 5~11 肋间神经、肋下神经、髂腹下神经、髂腹股沟神经
	腹内斜肌	胸腰筋膜、髂嵴和腹股沟韧带外侧 1/2	白线		
	腹横肌	下 6 对肋软骨内面、胸腰筋膜、髂嵴和腹股沟韧带外侧 1/3			
	腹直肌	耻骨联合、耻骨嵴	胸骨剑突、第 5~7 肋软骨前面		第 5~11 肋间神经、肋下神经
后群	腰方肌	髂嵴后份	第 12 肋、第 1~4 腰椎横突	降第 12 肋；使脊柱侧屈	腰神经前支

（六）上肢带肌的起止点、作用和神经支配

肌群	肌名	起点	止点	主要作用	神经支配
浅层	三角肌	锁骨外侧 1/3、肩峰和肩胛冈	肱骨三角肌粗隆	使肩关节外展	腋神经
深层	冈上肌	肩胛骨冈上窝	肱骨大结节		肩胛上神经
	冈下肌	肩胛骨冈下窝		使肩关节旋外	
	小圆肌	肩胛骨外侧缘上 2/3 背面			腋神经
	大圆肌	肩胛骨下角背面	肱骨小结节嵴	使肩关节后伸，内收、旋内	肩胛下神经
	肩胛下肌	肩胛下窝	肱骨小结节	使肩关节内收、旋内	

(七) 臂肌的起止点、作用和神经支配

肌群	肌名	起点	止点	主要作用	神经支配
浅层	三角肌	锁骨外侧 1/3、肩峰和肩胛冈	肱骨三角肌粗隆	使肩关节外展	腋神经
深层	冈上肌	肩胛骨冈上窝	肱骨大结节	使肩关节旋外	肩胛上神经
	冈下肌	肩胛骨冈下窝			肩胛上神经
	小圆肌	肩胛骨外侧缘上 2/3 背面			腋神经
	大圆肌	肩胛骨下角背面	肱骨小结节嵴	使肩关节后伸,内收、旋内	肩胛下神经
	肩胛下肌	肩胛下窝	肱骨小结节	使肩关节内收、旋内	肩胛下神经

(八) 前臂肌的起止点、作用和神经支配

肌群		肌名	起点	止点	主要作用	神经支配
前群	第一层	肱桡肌	肱骨外上髁上方	桡骨茎突	屈肘关节	桡神经
		旋前圆肌	肱骨内上髁、前臂深筋膜	桡骨外侧面中部	使前臂旋前;屈肘	正中神经
		桡侧腕屈肌		第 2 掌骨底掌面	屈和外展腕;屈肘	
		掌长肌		掌腱膜	屈腕;紧张掌腱膜	
		尺侧腕屈肌		豌豆骨	屈和内收腕;屈肘	尺神经
	第二层	指浅屈肌	肱骨内上髁和尺、桡骨前面	第 2~5 指中节指骨体两侧	屈第 2~5 指近侧指骨间关节和掌指关节;屈腕和屈肘	正中神经
	第三层	指深屈肌	尺骨上端前面、附近骨间膜	第 2~5 指远节指骨底掌面	屈第 2~5 指指骨间关节和掌指关节;屈腕	正中神经尺神经
		拇长屈肌	桡骨上端前面、附近骨间膜	拇指远节指骨底掌面	屈拇指指骨间关节和掌指关节	正中神经
	第四层	旋前方肌	尺骨下 1/4 的前面	桡骨下端前面	使前臂旋前	
后群	浅层	桡侧腕长伸肌	肱骨外上髁及邻近深筋膜	第 2 掌骨底	伸和外展腕	桡神经
		桡侧腕短伸肌		第 3 掌骨底		
		指伸肌		第 2~5 指中节和远节指骨底	伸第 2~5 指和伸腕	
		小指伸肌		小指中节和远节指骨底	伸小指	
		尺侧腕伸肌		第 5 掌骨底	伸和内收腕	
	深层	旋后肌	肱骨外上髁、尺骨近侧端	桡骨上 1/3 的前面	使前臂旋后	
		拇长展肌	桡、尺骨和骨间膜的背面	第 1 掌骨底	与名称一致	
		拇短伸肌		拇指近节指骨底		
		拇长伸肌		拇指远节指骨底		
		示指伸肌		示指指背腱膜		

（九）手肌的起止点、作用和神经支配

肌群	肌名	起点	止点	主要作用	神经支配
外侧群	拇短展肌	屈肌支持带、舟骨	拇指近节指骨底	与名称一致	正中神经
	拇短屈肌	屈肌支持带、大多角骨			
	拇对掌肌		第 1 掌骨		
	拇收肌	屈肌支持带、头状骨、第 3 掌骨	拇指近节指骨		
内侧群	小指展肌	屈肌支持带、豌豆骨	小指近节指骨底	与名称一致	尺神经
	小指短屈肌	屈肌支持带、钩骨			
	小指对掌肌		第 5 掌骨内侧		
中间群	蚓状肌	指深屈肌腱	第 2~5 指指背腱膜	屈第 2~5 指掌指关节和伸其指骨间关节	正中神经尺神经
	骨间掌侧肌	第 2 掌骨内侧面和第 4、5 掌骨外侧面	第 2、4、5 指指背腱膜	内收第 2、4、5 指；屈第 2、4、5 指掌指关节和伸其指骨间关节	尺神经
	骨间背侧肌	第 1~5 掌骨相邻侧	第 2~4 指指背腱膜	固定第 3 指，外展第 2、4 指；屈第 2~4 指掌指关节和伸其指骨间关节	

（十）髋肌的起止点、作用和神经支配

肌群	肌名		起点	止点	主要作用	神经支配
前群	髂腰肌	髂肌	髂窝	股骨小转子	使髋关节前屈和旋外；下肢固定时，可使躯干前屈	腰丛神经
		腰大肌	腰椎体侧面、横突			
	阔筋膜张肌		髂前上棘	胫骨外侧髁	紧张阔筋膜和屈髋关节	臀上神经
后群	臀大肌		髂骨翼外面、骶骨背面	髂胫束、臀肌粗隆	使髋关节伸和旋外	臀下神经
	臀中肌		髂骨翼外面	股骨大转子	使髋关节外展、旋内（前部肌束）和旋外（后部肌束）	臀上神经
	臀小肌					
	梨状肌		骶骨前面、骶前孔外侧		使髋关节外展和旋外	
	闭孔内肌		闭孔膜内面及其周围骨面	股骨转子窝	使髋关节旋外	骶丛分支
	股方肌		坐骨结节	股骨转子间嵴		
	闭孔外肌		闭孔膜外面及其周围骨面	股骨转子窝		闭孔神经

（十一）大腿肌的起止点、作用和神经支配

肌群	肌名	起点	止点	主要作用		神经支配
前群	缝匠肌	髂前上棘	胫骨上端内侧面	屈髋、屈膝关节,使已屈的膝关节旋内		股神经
	股四头肌	髂前下棘、股骨粗线内外侧唇、股骨体前面	胫骨粗隆	屈髋关节和伸膝关节		
内侧群	耻骨肌	耻骨支和坐骨支前面	股骨的耻骨肌线	使髋关节内收和旋外		股神经、闭孔神经
	股薄肌		胫骨上端内侧面			闭孔神经
	长收肌		股骨粗线			
	短收肌					
	大收肌	耻骨支、坐骨支、坐骨结节	股骨粗线和收肌结节			
后群	股二头肌	长头:坐骨结节　短头:股骨粗线	腓骨头	屈膝、伸髋	使已屈的膝关节旋外	坐骨神经
	半腱肌	坐骨结节	胫骨上端内侧		使已屈的膝关节旋内	
	半膜肌		胫骨内侧髁后面			

（十二）小腿肌的起止点、作用和神经支配

肌群	肌名	起点	止点	主要作用		神经支配
前群	缝匠肌	髂前上棘	胫骨上端内侧面	屈髋、屈膝关节,使已屈的膝关节旋内		股神经
	股四头肌	髂前下棘、股骨粗线内外侧唇、股骨体前面	胫骨粗隆	屈髋关节和伸膝关节		
内侧群	耻骨肌	耻骨支和坐骨支前面	股骨的耻骨肌线	使髋关节内收和旋外		股神经、闭孔神经
	股薄肌		胫骨上端内侧面			闭孔神经
	长收肌		股骨粗线			
	短收肌					
	大收肌	耻骨支、坐骨支、坐骨结节	股骨粗线和收肌结节			
后群	股二头肌	长头:坐骨结节　短头:股骨粗线	腓骨头	屈膝、伸髋	使已屈的膝关节旋外	坐骨神经
	半腱肌	坐骨结节	胫骨上端内侧		使已屈的膝关节旋内	
	半膜肌		胫骨内侧髁后面			

（十三）足肌的起止点、作用和神经支配

肌群		肌名	起点	止点	主要作用	神经支配
足背肌		趾短伸肌	跟骨	第2~5趾近节趾骨底	伸第2~5趾	腓深神经
		踇短伸肌		踇趾近节趾骨底	伸踇趾	
足底肌	内侧群	踇展肌	跟骨、足舟骨		外展和屈踇趾	足底内侧神经
		踇短屈肌	内侧楔骨		屈踇趾	
		踇收肌	第2~4跖骨底		内收和屈踇趾	
	外侧群	小趾展肌	跟骨	小趾近节趾骨底	外展和屈小趾	足底外侧神经
		小趾短屈肌	第5跖骨底		屈小趾	
	中间群	趾短屈肌	跟骨	第2~5中节趾骨底	屈第2~5趾	足底内侧神经
		足底方肌		趾长屈肌腱		足底外侧神经
		蚓状肌	趾长屈肌腱	趾背腱膜	屈跖趾关节和伸趾骨间关节	足底内、外侧神经
		骨间足底肌	第3~5跖骨内侧半	第3~5近节趾骨底和趾背腱膜	内收第3~5趾,并屈跖趾关节和伸趾骨间关节	足底外侧神经
		骨间背侧肌	跖骨相对缘	第2~4近节趾骨底和趾背腱膜	外展第2~4趾,并屈跖趾关节和伸趾骨间关节	

二、全身动脉分支表

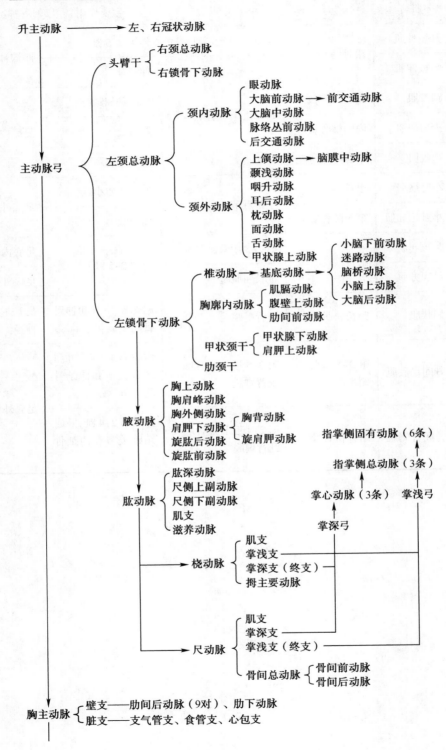

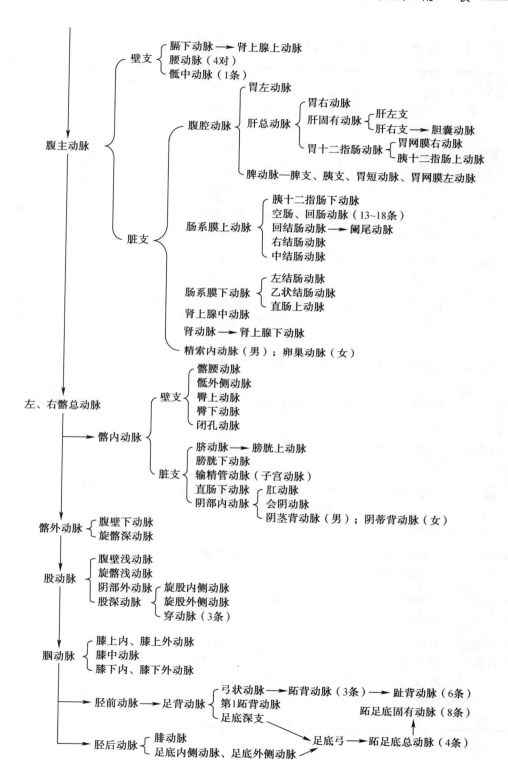

三、全身重要动脉的体表标志、压迫止血部位和范围

动脉名称	体表投影	压迫止血部位	止血范围
锁骨下动脉	自胸锁关节至锁骨中点划一凸向上的线，最凸处在锁骨上方 1.5cm 处	于锁骨中点向下压，将动脉压在第一肋骨上	整个上肢
颈总动脉和颈外动脉	自胸锁关节至耳屏稍前下方作一连线，甲状软骨上缘以上为颈外动脉，以下为颈总动脉	在环状软骨弓的侧方，可摸到颈总动脉搏动，将动脉压向后内方的第 6 颈椎横突上	头面部
面动脉	在下颌骨下缘至咬肌前缘处作一连线，然后将连线连至内眦	在下颌骨下缘至咬肌前缘处，将面动脉压向下颌骨	面颊部
颞浅动脉	其根部位于外耳门前方，向上分为两大分支	在外耳门前方可摸到动脉搏动，将其压向颞骨	头前外侧部
肱动脉	上肢外展 90°，自锁骨中点至肘窝中点稍下方作一连线，腋后皱襞以下为肱动脉	在肱二头肌内侧沟的中份，将动脉压向肱骨。用止血带止血时，应避开中份，以免伤桡神经	压迫点以下的整个上肢
桡动脉	自肘窝中点稍下至桡骨茎突的连线	在桡骨茎突的上方，肱桡肌腱的内侧	部分手部
尺动脉	自肘窝中点稍下至豌豆骨桡侧缘的连线	在腕部，于尺侧腕屈肌的内侧向其深部压迫	部分手部
指掌侧固有动脉	手指近掌面的两侧	在指根两侧向指骨压迫	手指
股动脉	大腿外展外旋，自腹股沟韧带中点至收肌结节作一连线，此线的上 2/3 为股动脉	在腹股沟韧带中点处将股动脉压向耻骨上支	下肢大部
腘动脉	大腿外展外旋，自大腿内侧中、下 1/3 交界处至腘窝中点的连线	腘窝加垫，屈膝包扎	小腿和足部
胫后动脉	自腘窝中点至内踝和跟结节之间的中点连线	于内踝和跟结节之间向深部压迫	部分足部
胫前动脉和足背动脉	胫骨粗隆与腓骨小头连线中点至足背内、外踝前方连线的中点为胫前动脉；自足背内、外踝前方连线的中点至第 1、2 跖趾关节间的连线为足背动脉	于内、外踝前方连线中点向深部压迫足背动脉	部分足部

四、全身静脉回流表

1. 头部静脉（颅外静脉）

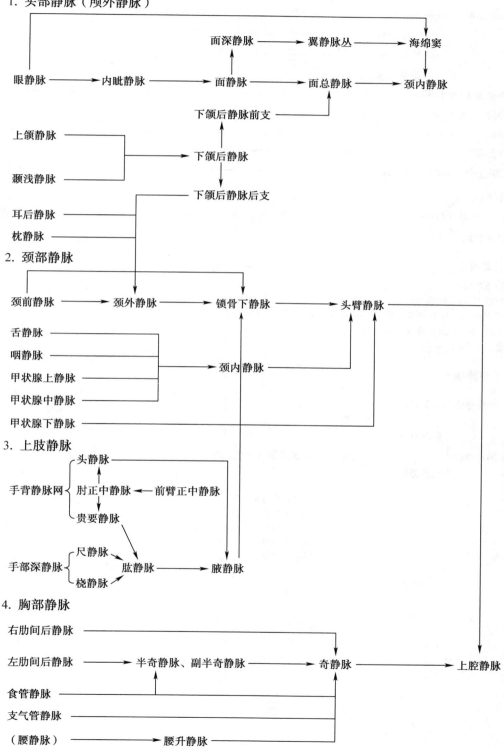

2. 颈部静脉

3. 上肢静脉

4. 胸部静脉

5. 腹部静脉

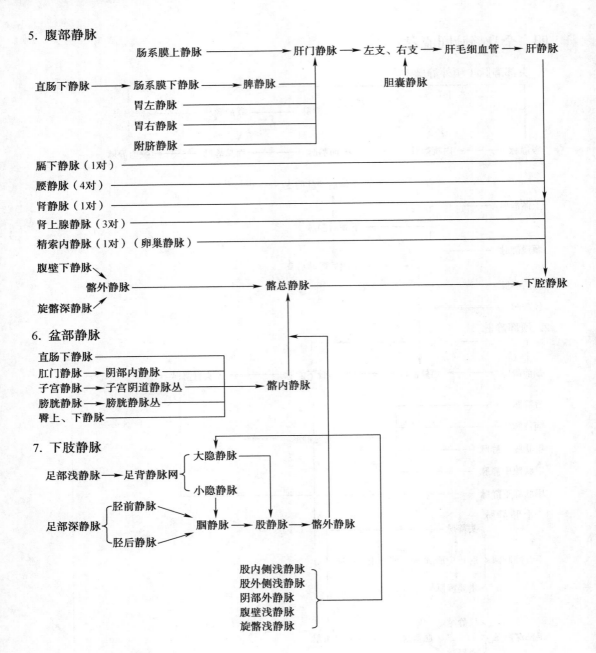

6. 盆部静脉

7. 下肢静脉

五、全身淋巴引流表

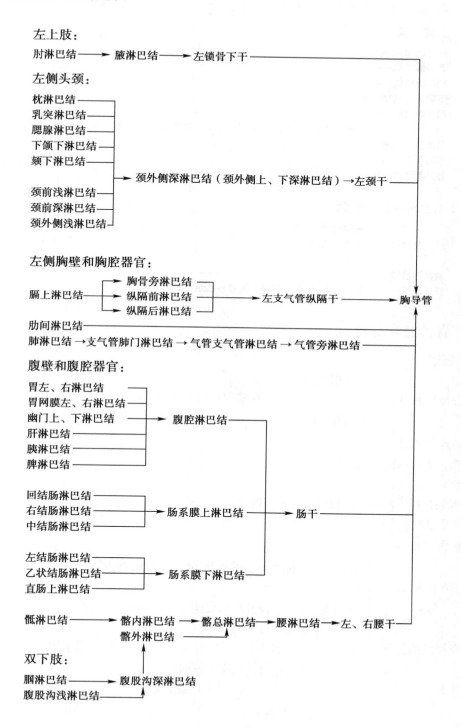

左上肢：

肘淋巴结 ——→ 腋淋巴结 ——→ 左锁骨下干

左侧头颈：

枕淋巴结
乳突淋巴结
腮腺淋巴结
下颌下淋巴结
颏下淋巴结

颈前浅淋巴结
颈前深淋巴结
颈外侧浅淋巴结

——→ 颈外侧深淋巴结（颈外侧上、下深淋巴结）→ 左颈干

左侧胸壁和胸腔器官：

膈上淋巴结 ——→ 胸骨旁淋巴结
——→ 纵隔前淋巴结
——→ 纵隔后淋巴结
——→ 左支气管纵隔干 ——→ 胸导管

肋间淋巴结

肺淋巴结 → 支气管肺门淋巴结 → 气管支气管淋巴结 → 气管旁淋巴结

腹壁和腹腔器官：

胃左、右淋巴结
胃网膜左、右淋巴结
幽门上、下淋巴结
肝淋巴结
胰淋巴结
脾淋巴结
——→ 腹腔淋巴结

回结肠淋巴结
右结肠淋巴结
中结肠淋巴结
——→ 肠系膜上淋巴结 ——→ 肠干

左结肠淋巴结
乙状结肠淋巴结
直肠上淋巴结
——→ 肠系膜下淋巴结

骶淋巴结 ——→ 髂内淋巴结 ——→ 髂总淋巴结 ——→ 腰淋巴结 ——→ 左、右腰干
髂外淋巴结

双下肢：

腘淋巴结 ——→ 腹股沟深淋巴结
腹股沟浅淋巴结

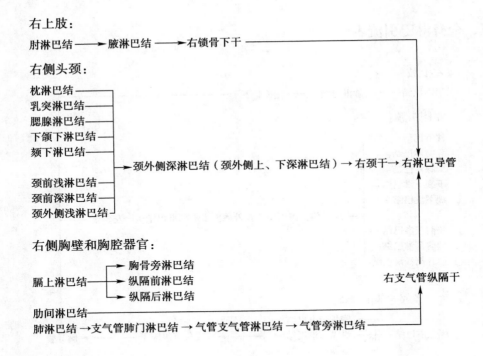

右上肢：

肘淋巴结 ──→ 腋淋巴结 ──→ 右锁骨下干 ──────────────────────┐

右侧头颈：

枕淋巴结 ─────┐
乳突淋巴结 ───┤
腮腺淋巴结 ───┤
下颌下淋巴结 ─┤
颏下淋巴结 ───┤
　　　　　　　├─→颈外侧深淋巴结（颈外侧上、下深淋巴结）→右颈干→右淋巴导管
颈前浅淋巴结 ─┤
颈前深淋巴结 ─┤
颈外侧浅淋巴结┘

右侧胸壁和胸腔器官：

　　　　　　　　　┌─→胸骨旁淋巴结
膈上淋巴结 ──────┼─→纵隔前淋巴结　　　　　　　　　　右支气管纵隔干
　　　　　　　　　└─→纵隔后淋巴结

肋间淋巴结 ──────────────────────────────────┐
肺淋巴结 →支气管肺门淋巴结 → 气管支气管淋巴结 → 气管旁淋巴结─┘

六、脊神经分支表

（一）概述

1. 脊神经的组成 ┫ 前根（运动性）　　　在椎间孔处合成脊神经
　　　　　　　　　 ┗ 后根（感觉性）

2. 名称与数目

颈神经：8 对 ┐
胸神经：12 对│
腰神经：5 对 ├ 分别由相应的脊髓节段发出
骶神经：5 对 │
尾神经：1 对 ┘

3. 脊神经的分支
　　┌ 脊膜支：经椎间孔返回椎管，分布于脊髓的被膜和脊柱的韧带等
　　│
　　│ 交通支：为连于脊神经与交感干之间的分支（白交通支与灰交通支）
　　│
　　┤ 后　支：分为肌支和皮支，管理项、背和腰骶部深层肌的运动及其相应区域的皮肤感觉
　　│
　　│　　　　┌ 胸神经前支：呈节段性分布
　　│　　　　│ 颈神经前支 ┐　　　　　　　　　　　　┌ 颈丛
　　└ 前　支 ┤ 腰神经前支 ├ 分别交织成神经丛 ┤ 臂丛
　　　　　　　│ 骶神经前支 │　　　　　　　　　　　│ 腰丛
　　　　　　　└ 尾神经前支 ┘　　　　　　　　　　　└ 骶丛

（二）颈丛

1. 组成　由第 1~4 颈神经前支构成。
2. 位置　位于胸锁乳突肌上部的深面,中斜角肌及肩胛提肌的浅部。

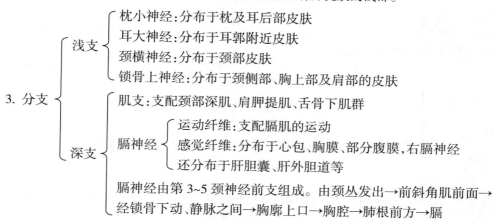

3. 分支
- 浅支
  - 枕小神经:分布于枕及耳后部皮肤
  - 耳大神经:分布于耳郭附近皮肤
  - 颈横神经:分布于颈部皮肤
  - 锁骨上神经:分布于颈侧部、胸上部及肩部的皮肤
- 深支
  - 肌支:支配颈部深肌、肩胛提肌、舌骨下肌群
  - 膈神经
    - 运动纤维:支配膈肌的运动
    - 感觉纤维:分布于心包、胸膜、部分腹膜,右膈神经
    - 还分布于肝胆囊、肝外胆道等
  - 膈神经由第 3~5 颈神经前支组成。由颈丛发出→前斜角肌前面→经锁骨下动、静脉之间→胸廓上口→胸腔→肺根前方→膈

（三）臂丛

1. 组成　由第 5~8 颈神经前支及第 1 胸神经前支的大部分组成。
2. 位置　穿斜角肌间隙→经锁骨中点的后方→腋窝,包绕在腋动脉的周围并合成三束。

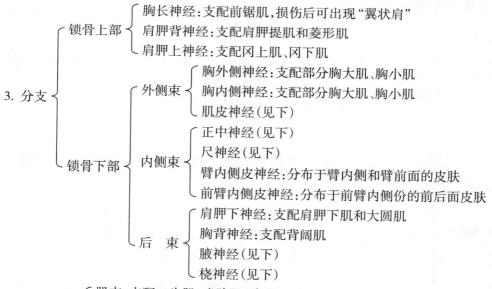

3. 分支
- 锁骨上部
  - 胸长神经:支配前锯肌,损伤后可出现"翼状肩"
  - 肩胛背神经:支配肩胛提肌和菱形肌
  - 肩胛上神经:支配冈上肌、冈下肌
- 锁骨下部
  - 外侧束
    - 胸外侧神经:支配部分胸大肌、胸小肌
    - 胸内侧神经:支配部分胸大肌、胸小肌
    - 肌皮神经(见下)
  - 内侧束
    - 正中神经(见下)
    - 尺神经(见下)
    - 臂内侧皮神经:分布于臂内侧和臂前面的皮肤
    - 前臂内侧皮神经:分布于前臂内侧份的前后面皮肤
  - 后束
    - 肩胛下神经:支配肩胛下肌和大圆肌
    - 胸背神经:支配背阔肌
    - 腋神经(见下)
    - 桡神经(见下)

（1）肌皮神经
- 肌支:支配二头肌、喙肱肌、肱肌
- 皮支:前臂外侧皮神经,管理前臂外侧份的皮肤感觉

（2）腋神经
- 走行:发自臂丛后束,经四边孔,绕肱骨外科颈至三角肌的深面
- 分支及分布
  - 肌支:支配三角肌、小圆肌
  - 皮支:分布于三角肌区皮肤
- 损伤表现
  - 运动障碍:臂不能外展
  - 感觉障碍:三角肌区皮肤感觉障碍
  - 肱骨外科颈骨折:三角肌萎缩呈"方形肩"

（3）正中神经 ┬ 走行：发自臂丛内、外侧束→肱二头肌内侧→肘窝→穿旋前圆肌→前臂正中指浅、深屈肌之间→穿腕管→手掌

├ 分支及分布 ┬ 肌支 ┬ 前臂前群肌的大部分（除肱桡肌、尺侧腕屈肌和指深屈肌尺侧半外）
│ │ └ 手肌：鱼际肌（除拇收肌外）、第 1、2 蚓状肌
│ └ 皮支：分布于掌心、鱼际、桡侧 3 个半指掌面及其中节、远节的指背皮肤

└ 损伤表现 ┬ 运动障碍：前臂不能旋前，屈腕力减弱，拇、示指不能屈，拇指不能对掌
├ 感觉障碍：手掌桡侧 2/3 及桡侧 3 个半指皮肤感觉障碍
└ 鱼际肌萎缩：呈"猿手"

（4）尺神经 ┬ 走行：发自臂丛内侧束→肱二头肌内侧→尺神经沟→前臂前面尺侧→桡腕关节上方约 5cm 处分为掌支及手背支

├ 分支及分布 ┬ 肌支 ┬ 前臂前群肌：支配尺侧腕屈肌及指深屈肌尺侧半
│ │ └ 手肌：支配小鱼际、拇收肌、骨间肌及第 3、4 蚓状肌
│ └ 皮支：分布于手掌尺侧及其一个半指的皮肤，手背尺侧半及其二个半指指背皮肤

└ 损伤表现 ┬ 运动障碍：屈腕力减弱，拇指不能内收，环指和小指远节不能屈，各指不能内收和外展
├ 感觉障碍：皮支分布区皮肤感觉障碍
└ 肌萎缩：小鱼际肌萎缩平坦，骨间肌及蚓状肌萎缩，呈"爪形"手

（5）桡神经 ┬ 走行：发自臂丛后束→伴肱深动肱→沿桡神经沟→肘窝外侧→前臂桡侧分为浅、深两支

├ 分支及分布 ┬ 肌支：支配臂及前臂后群肌（伸肌）支配肱桡肌
│ └ 皮支：分布于臂及前臂后面皮肤和手背桡侧半及桡侧 2 个半指近节背面皮肤

└ 损伤表现 ┬ 运动障碍：不能伸肘、伸腕、伸指，前臂旋后力减弱出现"垂腕症"
└ 感觉障碍：臂及前臂背侧、手背桡侧半（虎口区）皮肤感觉障碍

（四）胸神经前支

1. 肌支 ┬ 第 1~6 肋间神经：支配相应肋间肌
├ 第 7~11 肋间神经 ┬ 支配相应肋间肌
│ └ 支配腹前外侧壁的肌
└ 肋下神经（T_{12}）：一部分纤维参加腰丛

2. 感觉支 ┤
　　分布:胸、腹膜壁层及其相应皮肤
　　对应皮肤节段 ┤
　　　T_2:胸骨平面
　　　T_4:乳头平面
　　　T_6:剑突平面
　　　T_8:肋弓平面
　　　T_{10}:脐平面
　　　T_{12}:脐与耻骨联合连线中点平面

（五）腰丛

1. 组成 ┤
　第 12 胸神经前支的一部分
　第 1~3 腰神经前支
　第 4 腰神经前支的一部分

2. 位置　位于腰大肌深面。

3. 分支 ┤
　髂腹下神经 ┤
　　肌支:支配腹壁肌
　　皮支:分布于臀外侧部及腹股沟区皮肤
　髂腹股沟神经 ┤
　　肌支:支配腹壁肌
　　皮支:分布于腹股沟区及阴囊(大阴唇)皮肤
　股外侧皮神经:分布于股外侧部皮肤
　生殖股神经 ┤
　　肌支:支配提睾肌
　　皮支:分布于阴囊(大阴唇)、股部及其附近的皮肤
　股神经(见下)
　闭孔神经(见下)

(1) 股神经 ┤
　走行:发自腰丛→腰大肌外侧缘→腹股沟韧带深面(股动脉外侧)→股三角,分为肌支和皮支
　分支及分布 ┤
　　肌支:支配耻骨肌、股四头肌、缝匠肌皮支前
　　皮支 ┤
　　　前皮支:分布于股前部皮肤
　　　隐神经:伴随大隐静脉下行,分布于小腿内侧面和足内侧缘的皮肤
　损伤表现 ┤
　　运动障碍:屈髋无力,不能伸膝,行走困难
　　感觉障碍:股前区、小腿内侧、足内侧缘皮肤感觉障碍膝跳反射消失

(2) 闭孔神经 ┤
　走行:发自腰丛→腰大肌内侧缘→盆壁→闭膜管→大腿内侧
　分支及分布 ┤
　　肌支:支配闭孔外肌、大腿内收肌群
　　皮支:分布于大腿内侧区皮肤
　损伤表现:大腿不能内收,患肢不能主动与健侧肢体交叉

(六) 骶丛

1. 组成 {
  腰骶干 {
    第4腰神经前支的一部分
    第5腰神经前支
  }
  骶、尾神经前支
}

2. 位置　位于盆腔内，骶骨及梨状肌的前面，髂内动脉的后方

3. 分支 {
  臀上神经：支配臀中、小肌及阔筋膜张肌
  臀下神经：支配臀大肌
  股后皮神经：分布于股后部及腘窝的皮肤
  阴部神经（见下）
  坐骨神经（见下）
}

(1) 阴部神经 {
  走行：出梨状肌下孔经坐骨小孔至坐骨肛门窝
  分支及分布 {
    肛神经：分布于肛门外括约肌、肛门部皮肤
    会阴神经：分布于会阴、阴囊（大阴唇）皮肤
  }
}

(2) 坐骨神经 {
  走行：出梨状肌下孔→臀大肌深面→坐骨结节与大转子之间→股后→在腘窝上角分为胫神经、腓总神经
  分支及分布 {
    肌支：支配大腿后群肌
    胫神经：自坐骨神经分出→腘窝→小腿后群浅、深肌层之间→内踝后方→足底，分为足底内侧神经和足底外侧神经
    腓总神经 {
      走形：自坐骨神经分出→绕腓骨颈外侧→小腿上部外侧分为腓深、浅神经
      分支及分布 {
        肌支：支配小腿后群肌、足底肌
        皮支：分布于小腿后面和足底皮肤
      }
    }
  }
}

1) 腓浅神经 {
  肌支：支配腓骨长、短肌
  皮支：分布于小腿外侧、足背及第2~5趾背侧皮肤
}

2) 腓深神经 {
  肌支：支配小腿前群肌及足背肌
  皮支：分布于第1~2趾背面相对缘皮肤
}

3) 腓肠外侧皮神经：分布于小腿外侧面皮肤，并与腓肠内侧皮神经吻合成腓肠神经

4) 胫神经损伤 {
  运动障碍：足不能跖屈，内翻力弱，不能以足尖站立。典型体征出现"钩状足"（仰趾足）
  感觉障碍：足底皮肤感觉障碍
}

5) 腓总神经损伤 {
  运动障碍：足不能背屈，不能伸趾和外翻，足尖下垂形成"马蹄"内翻足，行走时呈"跨阈步态"
  感觉障碍：小腿外侧面及足背皮肤感觉障碍
}

七、脑神经分支表

顺序其名称	成分	起核	终核	分布	损伤症状
I 嗅神经	特殊内脏感觉		嗅球	鼻腔嗅黏膜	嗅觉障碍
II 视神经	特殊躯体感觉		外侧膝状体	眼球视网膜	视觉障碍
III 动眼神经	一般躯体运动	动眼神经核		上、下、内直肌,下斜肌、上睑提肌	眼外斜视、上睑下垂
	一般内脏运动（副交感）	动眼神经副核（E-W核）		瞳孔括约肌睫状肌	对光及调节反射消失
IV 滑车神经	一般躯体运动	滑车神经核		上斜肌	眼不能外下斜视
V 三叉神经	一般躯体感觉	三叉神经脊束核、三叉神经脑桥核、三叉神经中脑核		头面部皮肤、口腔、鼻腔黏膜、牙及牙龈、眼球、硬脑膜	头面部感觉障碍
	特殊内脏运动	三叉神经运动核		咀嚼肌、二腹肌前腹、下颌舌骨肌、鼓膜张肌和腭帆张肌	咀嚼肌瘫痪
VI 展神经	一般躯体运动	展神经核		外直肌	眼内斜视
VII 面神经	一般躯体感觉	三叉神经脊束核		耳部皮肤	感觉障碍
	特殊内脏运动	面神经核		面肌、颈阔肌、茎突舌骨肌、二腹肌后腹、镫骨肌	额纹消失、眼不能闭合、口角歪向健侧、鼻唇沟变浅
	一般内脏运动	上泌涎核		泪腺、下颌下腺、舌下腺及鼻腔和腭部腺体	分泌障碍
	特殊内脏感觉	孤束核上部		舌前 2/3 味蕾	舌前 2/3 味觉障碍
VIII 前庭蜗神经	特殊躯体感觉	前庭神经核群		半规管壶腹嵴、球囊斑和椭圆囊斑	眩晕、眼球震颤等
	特殊躯体感觉	蜗神经核		耳蜗螺旋器	听力障碍
IX 舌咽神经	特殊内脏运动	疑核		茎突咽肌	
	一般内脏运动（副交感）	下泌涎核		腮腺	分泌障碍
	一般内脏感觉	孤束核		咽、鼓室、咽鼓管软腭、舌后 1/3 黏膜、颈动脉窦、颈动脉小球	咽与舌后 1/3 感觉障碍、咽反射消失
	特殊内脏感觉	孤束核上部		舌后 1/3 味蕾	舌后 1/3 味觉丧失
	一般躯体感觉	三叉神经脊束核		耳后皮肤	分布区感觉障碍

续表

顺序其名称	成分	起核	终核	分布	损伤症状
X迷走神经	一般内脏运动（副交感）	迷走神经背核		颈、胸、腹内脏平滑肌、心肌、腺体	心动过速、内脏活动障碍
	特殊内脏运动	疑核		咽喉肌	发声困难、声音嘶哑、吞咽障碍
	一般内脏感觉	孤束核		颈、胸、腹腔脏器，咽喉黏膜	分布区感觉障碍
	一般躯体感觉	三叉神经脊束核		硬脑膜、耳郭及外耳道皮肤	分布区感觉障碍
XI副神经	特殊内脏运动	疑核（脑部）		咽喉肌	咽喉肌功能障碍
		副神经核（脊髓部）		胸锁乳突肌、斜方肌	一侧胸锁乳突肌瘫痪，面无力转向对侧；斜方肌瘫痪，肩下垂、提肩无力
XII舌下神经	一般躯体运动	舌下神经核		舌内肌和部分舌外肌	舌肌瘫痪、萎缩、伸舌时舌尖偏向患侧

八、内脏神经系统的组成

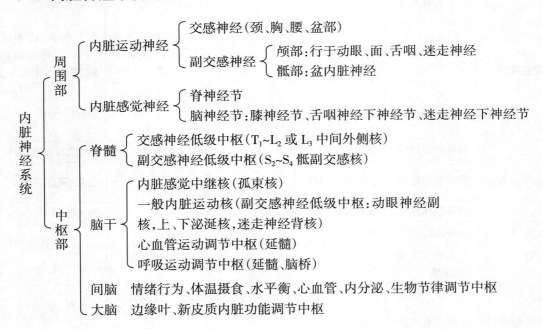

（高　艳）

第二篇 应用部分

第一章
体格检查

第一节　运动系统检查

一、视诊

注意观察受检者的步态是否正常,是否有异常步态,如摇摆步态、跨阈步态、醉酒状步态、慌张步态、痉挛性步态、扭转痉挛步态、舞蹈样步态、垂足步态、足尖步态等。还要观察受检者的自主运动是否正常,是否有不自主运动,如舞蹈动作、投掷动作、指划动作、手足徐动、扭转痉挛、肌颤搐、肌束颤动等。另外还需观察肌肉的大小、形状等是否正常,如是否有萎缩、挛缩、肥大等。检查后要详细记录其部位,必要时测量其周径大小。

二、触诊

注意观察是否有肌束震颤,局部是否有压痛和结节等。

三、叩诊

当叩击肌肉时,观察是否出现肌球。

四、肌张力

在受检者放松的情况下被动地检查其肌肉的紧张程度。肌张力异常可分为痉挛、强直、挛缩、张力低下等情况。检查项目包括以下几项:

(一)被动运动阻力
让受检者进行肢体和颈部的被动屈伸以及旋转运动。

(二)摆动试验
让受检者摆动其肢体,观察摆动的幅度及维持的时间。

(三)姿势固定试验
1. 两手平伸试验　观察受检者的肢体有无偏倚。
2. 反弹试验　拍击受检者平伸之肢体,观察其拮抗肌的张力以及有无过分上抬(小脑病变时呈阳性)。

(四) 头下坠试验

让受检者平卧,检查者用一只手抬高受检者的头部,出其不意地松手,另一只手作好在台上的接应,注意观察其头下坠的速度。当受检者患有锥体外系所致的强直时,其头部下落速度较迟缓。

五、肌力

为了了解单块肌肉收缩时的强度,便于分析和观察疾病,常用六度法来记录肌力的大小(表 1-1)。

表 1-1 躯干、四肢肌的肌力检查方法

肌肉	神经支配	作用	检查法
冈上肌	肩胛上神经($C_5 \sim C_6$)	肩关节外展,臂部自垂直部位开始外展	检查者在其外展的同时加以阻力
冈下肌	肩胛上神经($C_5 \sim C_6$)	肩关节旋外,维持臂部垂直,肘部前屈 90°	检查者将受检者的前臂向内侧推
肩胛下肌	肩胛下神经($C_5 \sim C_6$)	肩关节内收、旋内,维持臂部垂直,肘部前屈 90°	检查者将前臂向内侧推
大菱形肌	肩胛背神经($C_4 \sim C_6$)	上提和内牵肩胛骨,维持手叉腰位(拇指在后)	检查者将其肘部前推
前锯肌	胸长神经($C_5 \sim C_7$)	拉肩胛骨向前,伸臂至前面的墙壁	瘫痪时,肩胛骨下角离开胸壁形成"翼状肩"
背阔肌	胸背神经($C_6 \sim C_8$)	肩关节后伸、内收及旋内	臂部由外展位向下,检查者加以阻力
胸大肌	胸外侧神经($C_5 \sim T_1$) 胸内侧神经($C_7 \sim T_1$)	使肩关节内收、旋内及屈,维持臂部向前平伸	检查者将其肘部向外侧推并试其阻力
腹前外侧群肌	肋间神经($T_5 \sim T_{11}$)	参与脊柱的屈曲	检查者压住受检者的两大腿,让受检者自卧位无撑坐起,观察和触摸其腹肌并注意脐孔的位置(上部腹肌瘫痪时下移位,下部腹肌瘫痪时上移位,一侧腹肌瘫痪时向对侧移位)
三角肌	腋神经($C_5 \sim C_6$)	使肩关节外展、前屈和旋内(前部肌束)、后伸和旋外(后部肌束)	让受检者维持臂部水平外展位,检查者将其肘部向下推
肱二头肌	肌皮神经($C_5 \sim C_7$)	屈肘关节、前臂旋后	让受检者维持肘部屈曲、前臂呈旋外位,检查者将其伸直
肱三头肌	桡神经($C_5 \sim T_1$)	伸肘关节、助肩关节伸及内收(长头)	让受检者维持肘部伸直位,检查者将其屈曲
肱桡肌	桡神经($C_5 \sim C_6$)	屈肘关节	让受检者维持肘部屈曲,前臂在中间位,检查者将其伸直
旋前圆肌	正中神经($C_6 \sim C_7$)	屈肘、前臂旋前	让受检者肘部呈半屈位,然后前臂旋内,检查者加阻

续表

肌肉	神经支配	作用	检查法
桡侧腕屈肌	正中神经（C_6~C_7）	屈肘、屈腕、腕外展	让受检者指部松弛，维持腕部屈曲位，检查者在掌部偏桡侧下压
尺侧腕屈肌	尺神经（C_8~T_1）	屈腕、腕内收	让受检者指部松弛，维持腕部屈曲位，检查者在掌部偏尺侧下压
指浅屈肌	正中神经（C_7~T_1）	屈肘、屈腕、屈掌指关节和近侧指骨间关节	让受检者远端指节松弛，近端指节固定，屈近节指间关节，检查者加阻
指深屈肌	正中神经、尺神经（C_7~T_1）	屈腕、屈 2~5 指骨间关节和掌指关节	让受检者近节和中节指节固定于伸直位，远节指节屈曲，检查者加阻
拇长屈肌	正中神经（C_7~T_1）	屈腕、屈拇指的掌指和指骨间关节	让受检者拇指内收，近节指骨固定，远节指节屈曲，检查者加阻
旋后肌	桡神经（C_6）	前臂旋后、伸肘	让受检者维持前臂伸直、旋外位，检查者将其旋内
桡侧腕长伸肌	桡神经（C_6~C_7）	伸腕、腕外展	让受检者前臂旋内，指部松弛，维持腕部伸直（背屈）位，检查者在其手背偏桡侧下压
尺侧腕伸肌	桡神经（C_7~C_8）	伸腕、腕内收	让受检者前臂旋内，指部松弛，维持腕部伸直位，检查者在手背偏尺侧下压
指伸肌	桡神经（C_6~C_8）	伸肘、伸腕、伸指	让受检者前臂旋内，腕部在正中位，维持指部伸直，检查者在其近节指节下压
拇长伸肌	桡神经（C_7~C_8）	伸拇指远节指骨	让受检者掌平放，检查者以一手固定其拇指近节指节，受检者伸直远节指节，检查者加阻
拇短伸肌	桡神经（C_7~C_8）	伸拇指近节指骨	让受检者掌平放，拇指远节指节屈曲，检查者固定其第 1 掌骨，受检者伸直拇指近节指节，检查者加阻
拇长展肌	桡神经（C_7~C_8）	外展拇指	让受检者手掌平放，拇指外展，检查者在其第 1 掌骨上加阻
拇短展肌	正中神经（C_8~T_1）	外展拇指	让受检者拇指外展，检查者在其第 1 掌骨上加压
拇短屈肌	正中神经、尺神经（C_8~T_1）	屈拇指近节指骨	让受检者拇指内收，远节指节松弛，第 1 掌骨固定，近节指骨屈曲，检查者加阻
拇对掌肌	正中神经（C_8~T_1）	拇指对掌	让受检者各指节关节伸直，将拇指和无名指的远节指节的掌侧互相贴紧，检查者将其分开
蚓状肌	正中神经、尺神经（C_8~T_1）	屈掌指关节，伸指骨间关节	让受检者掌指关节伸直并固定，将近节指节关间的关节伸直，检查者加阻
拇收肌	尺神经（C_8~T_1）	内收拇指、屈拇指近节指骨	让受检者拇指伸直，然后用拇指和手掌的桡侧夹住纸条，检查者试将纸条拉出

续表

肌肉	神经支配	作用	检查法
骨间背侧肌	尺神经($C_8\sim T_1$)	第 2、4、5 指外展,屈掌指关节、伸指骨间关节	让受检者将伸直的手指分开,检查者试将其中间三指聚拢
骨间掌侧肌	尺神经($C_8\sim T_1$)	第 2、4、5 指内收,屈掌指关节、伸指骨间关节	让受检者将伸直的手指夹住纸条,检查者试将纸条拉出
小指展肌	尺神经($C_8\sim T_1$)	外展小指	让受检者将伸直的小指外展,然后检查者加阻
髂腰肌	腰丛、股神经($L_1\sim L_3$)	使髋关节前屈和旋外;下肢固定时,使躯干和骨盆前屈	让受检者取仰卧位、屈膝、维持髋部屈曲位,检查者将其大腿向足部方向推
臀大肌	臀下神经($L_5\sim S_2$)	髋关节伸及旋外	让受检者取仰卧位、膝部屈曲 90°,检查者将其膝部抬起并加阻
臀中肌 臀小肌	臀上神经($L_4\sim S_1$)	髋关节外展、内旋(前部肌束)和旋外(后部肌束)	让受检者取仰卧位,下肢伸直,分开两膝,检查者试对其加阻
股四头肌	股神经($L_2\sim L_4$)	屈髋关节、伸膝关节	让受检者取仰卧位,维持膝部伸直,检查者试将其屈曲
股内收肌群	股神经、闭孔神经($L_2\sim L_5$)	髋关节内收、旋外	让受检者取仰卧位,下肢伸直,维持膝部并拢,检查者试将其分开
股二头肌 半膜肌 半腱肌	坐骨神经($L_4\sim S_2$)	伸髋关节、屈膝关节并微旋外、旋内	让受检者取仰卧位,维持膝部屈曲,检查者向足部方向推其小腿
胫骨前肌	腓深神经($L_4\sim S_2$)	足背屈、内翻	让受检者维持足背屈位,检查者在其足背处向下压
蹬长伸肌	腓深神经($L_4\sim S_2$)	足背屈、伸蹬趾	让受检者足部固定于中间位,伸直蹬趾,检查者对其加阻
趾长伸肌	腓深神经($L_4\sim S_2$)	伸 2~5 趾、足背屈	让受检者足部固定于中间位,伸直足趾,检查者对其加阻
小腿三头肌	胫神经($L_4\sim S_3$)	屈膝关节、足跖屈	让受检者取膝部伸直位,足部跖屈,检查者对其加阻
蹬长屈肌	胫神经($L_4\sim S_3$)	屈蹬趾、足跖屈	让受检者取足部固定于中间位,蹬趾跖屈,检查者在其蹬趾远节趾节加阻
趾长屈肌	胫神经($L_4\sim S_3$)	足跖屈、屈第 2~5 趾骨	让受检者取足部固定于中间位,蹬趾跖屈,检查者在其趾远节趾节加阻
胫骨后肌	胫神经($L_4\sim S_3$)	足跖屈、内翻	让受检者取足部趾屈位,足部旋内,检查者在其足的内缘加阻
腓骨长肌 腓骨短肌	腓浅神经($L_4\sim S_2$)	足跖屈、外翻	让受检者取足部背屈,旋外,检查者在其足的外缘加阻

0 度:没有肌肉收缩活动。

1 度:可看到或可触及有肌肉收缩,但关节没有活动。

2 度:所产生的动作不能胜过自身重力。

3 度:可抵抗地心引力而活动。

4 度:稍能抵抗检查者的阻力。

5 度:正常肌力。

六、共济运动

了解前庭系统、深感觉、锥体外系、小脑等结构对运动的协调和平衡情况,可观察受试者下列运动的准确度:

(一)指鼻试验

让受试者闭眼,示指从各个方位触鼻尖,正常时动作准确而稳妥。

(二)鼻 - 指 - 鼻试验

让受试者用示指触自己的鼻尖,继而触检查者的手指,再触自己的鼻尖。检查者的手指可不断移动方向,正常时其动作准确而稳妥。

(三)两下肢平伸试验

取仰卧、屈髋、屈膝各 90°,然后维持不动。轻瘫病肢容易下坠,小脑病变时病侧下肢位置不稳。

(四)趾指试验

让受试者平卧,用足趾触碰检查者的手指,正常时动作准确而稳妥。

(五)跟 - 膝 - 胫试验

让受试者抬高一侧下肢,然后将足跟放在另一侧下肢的髌骨上,沿胫骨的前缘向下滑移至踝部,正常时动作准确而稳妥。

(六)闭目难立征

闭目,两足并拢直立或者两足一前一后,足跟对足尖作直线站立。小脑半球病变者站立不稳且向病侧摇晃,易倾跌;小脑蚓部病变患者向后倾跌。

(七)直线行走试验

睁目或闭眼沿一直线行走,或两足一前一后,足跟接足尖直线行走。小脑病变患者难于准确直线行走,且易发生倾跌。

(八)无撑坐起试验

让受试者平卧,两手交叉于胸前,不加支撑自行坐起。小脑共济失调患者不同于正常人,能将下肢下压屈曲躯干,反而将髋部(尤其是患侧)和躯干同时屈曲,该情况称为合并屈曲现象。腹肌无力者亦无法坐起。

(九)轮替动作

1. 快复拍击试验　手或足在平面上作快速拍击动作。小脑半球病变者,同侧拍击速度不匀,且拍击重度不一。

2. 手轮替试验　作快速手掌、手背轮番拍打床面的动作。小脑半球病变患者,同侧轮替不规律,拍打重度不一。

3. 对指试验　拇指与其他各指作快速对指动作。小脑半球病变患者,同侧对指活动不均匀且不灵活。

七、联合运动

在随意活动时出现的伴随运动称为联合运动。联合运动分以下两种：

(一) 生理性联合运动

例如行走时两臂做前后摆动的动作。

(二) 病理性联合运动

包括对侧联合运动和共济联合运动。

1. 对侧联合运动　常见健侧肢体用力活动，而瘫痪侧肢体亦进行相似活动但却慢而紧张。

2. 共济联合运动　当瘫痪侧肢体进行自主运动时，其协同肌群可产生不自主运动。根据下表对患者进行检查，有助于识别轻瘫，亦有利于鉴别器质性瘫痪和癔症性瘫痪（表 1-2）。

表 1-2　共济联合运动的检查

联合运动	检查方法	反应
瓦腾伯格征（Wartenberg sign）	检查者与轻瘫者的手指相钩，然后用力相拉轻瘫者的拇指内收、屈曲、对掌	正常人的拇指外展并伸直
数指试验	让受试者分别作数指动作，逐指屈曲及分开	正常人：可自拇指开始，逐指屈曲；锥体束病变时：逐指屈曲有困难，常几个手指共同屈曲
莱里征（Leri sign）	被动屈腕和手指	正常人：肘部屈曲；锥体束病变时：肘部没有屈曲动作
躯干 - 大腿征	仰卧位，腿外展，双手交叉于胸前，然后让患者坐起	正常人：腿无动作，足跟不离床；锥体束病变：屈躯干时伴有屈腿，足跟离床，足指呈扇形分开。如为偏瘫者，则患肢提高明显。瘫痪者两侧均提高。癔症：正常腿提高，或两腿均不提高
胡佛征（Hoover sign）	受检者取仰卧位，检查者将手放在受检者的足跟下并让其分别作抬腿动作	正常人：当抬一侧腿时，另一侧的下肢有向下的运动，检查者这时可感到有压力；偏瘫：当试图提高患足时，可感觉到健侧足跟向下用力，当抬高正常腿时，瘫痪侧有轻度足跟向下用力。癔症性偏瘫：当试图提起瘫痪下肢时，可感觉到健侧足跟无向下用力现象，而在瘫痪侧有向下用力现象

第二节　反 射 检 查

反射：是在中枢神经系统的参与下，机体对内外界环境刺激具有一定规律的反应。检查反射时，要特别注意其对称性。

一、深反射检查

深反射：为刺激肌腱、骨膜引起的反射（表 1-3）。

表 1-3 深反射检查

反射名称	神经支配	中枢位置	检查方法	反应
下颌反射	三叉神经	脑桥	口微张,叩击检查者放在受检者下颌上的手指	上抬下颌
肱二头肌反射	肌皮神经	$C_5 \sim C_6$	前臂半屈位,叩击检查者放在受检者肱二头肌肌腱上的手指	前臂屈曲
肱三头肌反射	桡神经	$C_6 \sim C_8$	前臂半屈位,叩击受检者尺骨鹰嘴上的肱三头肌肌腱	前臂伸直
桡骨膜反射	桡神经	$C_5 \sim C_6$	前臂半屈、半旋前,叩击桡骨茎突	前臂屈曲旋后,腕和指屈曲
深腹壁反射	肋间神经	$T_5 \sim T_{11}$	直接或间接叩击腹肌	腹肌收缩
股二头肌反射	坐骨神经、腓总神经	$L_5 \sim S_3$	取俯卧位,叩击腘窝外侧的股二头肌肌腱	腿屈曲
半腱肌、半膜肌反射	坐骨神经	$L_4 \sim S_2$	取俯卧位、屈膝,叩击腘窝内侧的半腱肌和半膜肌肌腱	腿屈曲
膝反射	股神经	$L_2 \sim L_4$	取卧位、轻度屈膝,叩股四头肌肌腱	腿伸直
踝反射	胫神经	$S_1 \sim S_2$	叩跟腱	足跖屈

二、浅反射检查

浅反射:为刺激皮肤和黏膜引起的反应(表 1-4)。

表 1-4 浅反射检查

反射名称	神经支配	中枢位置	检查方法	反应
角膜反射	三叉神经、面神经	脑桥	让受检者眼侧视,用棉花纤维轻触一侧角膜的外缘	闭眼
咽反射	舌咽神经,迷走神经	延髓	用压舌板轻触咽部的侧壁	恶心反应
掌反射(新生儿)	正中神经、尺神经	$C_6 \sim T_1$	轻轻触摸受试者的手掌	手指屈曲
浅腹壁反射	肋间神经、髂腹下神经	$T_7 \sim T_{12}$	竹签轻划受试者腹部上、中、下区的皮肤	腹肌收缩
提睾反射	髂腹股沟神经生殖股神经	$L_1 \sim L_2$	竹签轻划大腿内上方的皮肤	同侧睾丸上提
浅肛反射	肛神经	$S_2 \sim S_3$	竹签轻划肛周围区的皮肤	肛门外括约肌收缩
跖反射	胫神经	$L_4 \sim S_2$	竹签轻划足底的皮肤,由足跟沿足的外侧缘向上	足趾屈曲(1岁以下婴儿的大踇趾常伸直或背曲)

三、病理反射检查(表 1-5)

表 1-5　病理反射检查

反射	刺激方法	反应
手部的孟德尔 - 别赫捷列夫征(Mendel-Bechterow sign)	叩击手背和腕	屈指
弹指征(Hoffmann sign)	检查者以示指和中指夹持受检者的中指,并以拇指弹击其中指指甲	拇指和中指屈曲
巴宾斯基征(Babinski sign)	竹签轻划足底外侧缘,自足跟向足趾,到达第 1、2 趾掌趾关节之间	踇趾背屈,其他趾屈曲呈扇形展开,腿伴随屈曲
伸性踇反射	竹签轻划足底的皮肤,由足跟沿足外侧缘向上	足背屈
捏腓肠肌征(Gordon sign)	挤捏腓肠肌	踇趾背屈
按胫骨征(Oppenheim sign)	在胫骨的内侧面用力自上而下压迫	踇趾背屈
查多克征(Chaddock sign)	刺激足背外侧缘和外踝	踇趾背屈
罗索利征(Rossolimo sign)	弹击足趾的掌面	足趾跖屈
孟德尔 - 别赫捷列夫征(Mendel-Bechterow sign)	叩击足趾的背侧面	足趾跖屈
Schaeffer 征	挤捏跟腱	踇趾背屈
Gonda 反射	让受检者用力屈曲第 3、4 趾,持续数秒后释放	踇趾背屈
握持反射	检查者用手指抚摩受检者的手掌或手指的掌侧	受检者不自主地握住检查者的手指
掌颌反射	刺激手鱼际	引起同侧颌部和口轮匝肌的收缩
吸吮反射	刺激口唇	引起口唇、舌和下颌的吸吮动作
口轮匝肌反射	轻叩上唇或下唇	引起口唇突起
角膜上颌反射	刺激一侧角膜	引起眼睑闭合和上唇上提动作
头后仰反射	头轻度前屈时快速叩击上唇	引起迅速且不自主的头向后活动

在脊髓部分或横断性病损时,能出现脊髓自动反射,测试方法见表 1-6。

表 1-6　脊髓自主反射检查

刺激方法	反应
上肢(四肢瘫痪病变):用针刺激手或指的尺侧掌面、或前臂以及臂的内侧、腋窝、胸上部等	同侧肩内收、旋内、上提,同时伴伸肘、屈腕以及过伸和内收手指
下肢:对病变以下部位进行痛、温、压等刺激	两侧屈髋、屈膝、背屈踝、背屈趾,其他趾呈扇形展开
单相运动反应	仅有上述屈曲,而无伸直,见于脊髓完全性横断病变

续表

刺激方法	反应
双相运动反应	先有上述暂时屈曲,以后又见下肢伸直,见于脊髓不完全性横断病变
里多克总体反射	除有上述屈曲现象外,还伴腹肌收缩,膀胱、直肠排空、出汗、竖毛反射等,见于脊髓完全性横断病变
交叉性伸反射	同侧下肢屈曲,对侧伸直,表明脊髓不完全性损伤
刺激腰、会阴、大腿内收肌区域的皮肤	屈曲的瘫痪腿可见伸直,常见于脊髓不完全损伤

第三节 神经系统检查

一、一般检查

(一)意识状态检查

对于意识不清的患者,须对其意识状态做出判断和记录。

1. **意识模糊状态** 淡漠与嗜睡,患者对时间、地点、定向障碍;注意力、知觉与思维也有错误;对自身辨认无困难,轻者仅表现为注意力减退,重者则由急性发作发展为谵妄。

2. **嗜睡** 患者意识清楚,嗜睡,唤之即醒。

3. **昏睡** 患者持续睡眠,在强刺激后可以被唤醒,醒后对周围的事物完全了解,但当环境刺激停止后又进入沉睡。

4. **浅昏迷** 患者一般仅对强烈的痛刺激,如针刺皮肤或压迫眶上缘时,有些防御性的动作。其角膜反射、瞳孔对光反射、咽反射等可以引出,或较迟钝,腱反射是否存在情况不定。

5. **深昏迷** 这意味着意识完全丧失,患者对一切环境的刺激均无反应,角膜反射、瞳孔对光反射、咽反射、咳嗽反射大都不能引出或很迟钝。腱反射和病理反射存在,但在深度昏迷中均缺失。

6. **持续性植物状态**

(1)患者认知功能丧失,没有意识活动,不能执行指令。

(2)患者可保持自主呼吸和血压。

(3)患者有睡眠-觉醒周期。

(4)患者不能理解或表达语言。

(5)患者能自动睁眼或弱刺激下睁眼。

(6)患者可有无目的性的眼球跟踪活动。

(7)患者的下丘脑及脑干的功能基本保存。

7. **闭锁综合征** 患者的意识和认知功能保留,但不能讲话或进行其他活动,仅能通过瞬目动作和眼球的活动作为与外界交往的信号。

(二)精神状态的检查

患有精神系统疾病的患者通常伴有精神障碍,因此在检查时应注意其外貌、接触程度、动作有无异常、生活能否自理、有无幻觉及错觉、思维形式与内容、情感和智能等方面的情况。

(三)身体各部位的检查

该项如同一般内科检查,但特别需要注意脑膜刺激征。此外尚需注意头围的大小,头部是否有瘢痕及杂音,小儿囟门的大小与张力;面部的形态、其表情动作、耳鼻有无流血;颈动脉搏动的情况以及四肢是否有畸形等。

二、脑神经检查

(一)嗅神经(Ⅰ)

在鼻孔没有阻碍的情况下,用香水、樟脑水等分别测试两侧嗅觉的功能状态。注意避免使用带有强烈刺激气味的氨水等作为测试物。

(二)视神经(Ⅱ)

1. 视力 分为正常、减退(以视力表上的数字表示程度)、数指、指动、光感和失明几个级别。

2. 视野 可采用手试法或视野计进行检查。

(1)范围:白色视野的颞侧90°,上方60°,下方70°。

(2)色视野:白色 > 蓝色 > 红黄色 > 绿色。

(3)盲点:生理盲点、中央盲点、旁中央盲点、环形盲点、闪光盲点。

(4)视野缺损与视神经损害部位的关系:当视觉传导通路的不同部位受损时,可引起不同的视野缺损:①一侧视神经损伤可致该侧眼视野全盲;②视交叉中交叉纤维损伤可致双眼视野颞侧半偏盲;③一侧视束及以上的视觉传导路(视辐射、视区皮质)受损,可致双眼病灶对侧半视野同向性偏盲(如右侧受损则右眼视野鼻侧半和左眼视野颞侧半偏盲);④一侧视交叉外侧部的不交叉纤维损伤,则患侧眼视野的鼻侧半偏盲;⑤视网膜损伤引起的视野缺损与损伤的位置和范围有关,若损伤在视神经盘则视野中出现较大暗点,若黄斑部受损则中央视野有暗点,其他部位损伤则对应部位有暗点(图 1-1)。

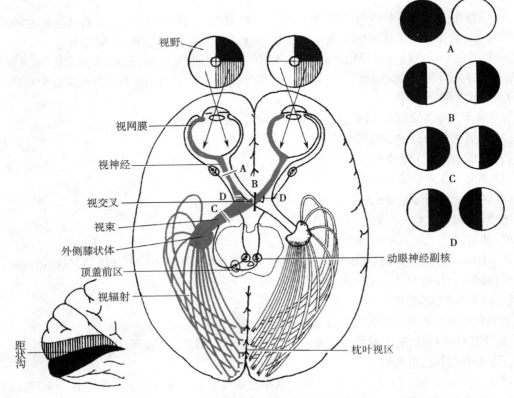

图 1-1 视野缺损与视神经损害部位的关系

3. 眼底 注意视神经乳头的颜色、形状、边界、生理凹陷及突出度(3D=1mm);血管充盈度、弹性、反光强度、静脉搏动、动脉与静脉比例(正常为2:3)、视网膜色素、渗出物、结节、出血等情况。

(三)动眼神经(Ⅲ)、滑车神经(Ⅳ)、展神经(Ⅵ)

1. 眼睑 观察其有无下垂、肿胀和痉挛等。

2. 眼球位置 注意其有无突出或下陷,有无斜视,两眼球有无同向偏斜。

3. 瞳孔

(1)注意其位置、大小、形状、边缘和对称性等。

(2)瞳孔反射

1)瞳孔对光反射:用电筒照射一侧瞳孔,观察同侧(直接反射)和对侧(间接反射)瞳孔的收缩情况。

2)调节和辐辏反射:让患者先向远方平视,然后注视眼前数厘米处的近物。正常时两眼出现内聚(辐辏运动)和双侧瞳孔缩小(调节反射)。

3)睫脊反射:颈部皮肤的致痛可出现同侧瞳孔的轻度扩大,称为正常睫脊反射。其传入神经为颈神经,传出神经为颈交感神经。颈交感神经麻痹时此反射消失;交感神经的中枢通路,例如脑干损害时此反射减退。

4. 眼球运动 让受检者注视置于其眼前33cm处的检查者的手指,并随检查者的手指按不同眼肌的运动方向进行移动。注意眼球活动障碍的方向,并按眼肌的运动方向推测瘫痪眼肌,同时注意两眼联合运动的情况,有无向上、向下、向旁以及向旁的同向偏斜障碍(图1-2)。

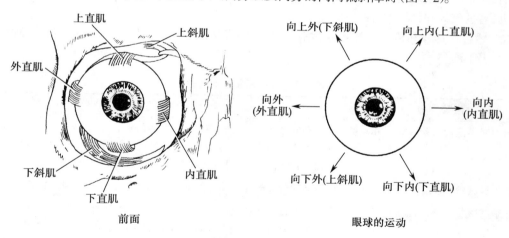

图 1-2 眼球外肌的运动方向

5. 复视 在检查眼球活动时,首先要询问患者有无复视。复视者向瘫痪眼肌一侧注视时更明显。

6. 眼球震颤 眼球震颤简称眼震,其与前庭、小脑系统的功能紊乱有关。在临床上通常习惯于在眼部检查时观察。检查时须注意眼震的方向、幅度、频率与型式(水平、垂直、旋转),以快相为准。观察方法可选用肉眼或眼震图。

(四)三叉神经(Ⅴ)

1. 感觉 检查三叉神经各分支分布区的痛、温、触觉。眼神经管理睑裂以上的皮肤,包括额顶部,三叉神经皮肤感觉分布区及上睑和鼻背部;上颌神经管理睑裂与口裂之间的皮肤;下颌神经管理口裂以下和耳颞区的皮肤(图1-3)。

2. 运动 检查颞肌、咬肌的功能并触摸其有无萎缩,注意张口时有无偏斜。

3. 反射

(1) 角膜反射:让患者双眼朝上看,用棉签的细絮分别轻触两侧角膜的外侧缘,观察同侧(直接反应)及对侧(间接反应)眼睛的闭合情况。

(2) 下颌反射:让患者微张口,检查者将拇指放于患者的下颌上,用叩诊锤轻叩拇指,观察口的闭合情况。

(五) 面神经(Ⅶ)

1. 运动 观察受检者在作皱额、挤眉、闭眼、鼓颊、吹气、露齿、笑等动作时,两侧是否对称,鼻唇沟是否对称等。

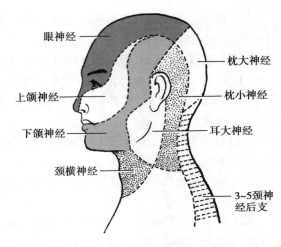

图 1-3 三叉神经各支分部范围图

2. 感觉 用不同的有味物质(如甜、咸等)分别测试舌前 2/3 的味觉。

(六) 前庭蜗神经(Ⅷ)

1. 听力检查 可选用音叉、电听力计等测试工具进行测试。

(1) 电听力计检查:应用电流震荡发生不同频率(125~12 000Hz)和强度(以 dB 为单位)的纯音或语音,可以更精确地进行听力检查。在传导性耳聋中,听力损失为低频音的气导;在感音性耳聋中,高频音的气导和骨导均有所下降。

(2) 感音性耳聋和传导性耳聋的鉴别:最常用的音叉试验可以鉴别感音性耳聋与传导性耳聋(表 1-7、表 1-8)。

表 1-7 常用音叉检测试验

试验类型	操作
骨导和气导比较试验(Rinne 试验)	将震动的音叉(128、256、512Hz)放在乳突上,当受检者不再能听到音响时则立即将音叉移至该侧外耳道口,两侧分别试验,正常时气导能听到的时间比骨导的长一倍
正中骨导试验(Weber 试验)	将震动的音叉放在受检者的前额或颅顶正中,正常时两侧感受相同
骨导敏感试验(Schwabach 试验)	将震动的音叉放在受试者耳后的乳突上,待其听不到声音时立即将音叉放于检查者的乳突上。若检查者仍能听到声音,表示受检者的骨导时间缩短。如检查者听不到声音时,则反过来以同样的方法先测检查者的骨导,以了解受检者的骨导是延长还是和检查者的相同

表 1-8 感音性耳聋和传导性耳聋的鉴别

试验类型	正常	传导性耳聋	感音性耳聋
骨导和气导比较试验	气导 > 骨导	骨导 > 气导	(时间均缩短)气导 > 骨导
正中骨导试验	声音在正中	声音偏向病侧	声音偏向健侧
骨导敏感试验	相等	延长	缩短

2. 前庭功能的检查 位置性震颤有助于识别前庭 - 小脑系统的病损部位。对于有体位性眩

晕而无阳性神经系统体征者,尤宜进行此项检查。其操作方法可以分为动态和静态两种:

（1）动态检查

1）首先向受检者介绍整个检查过程。

2）然后让受检者坐在检查台上,睁眼,手放松。

3）再让受检者将头左转,检查者扶住其头,让受检者快速卧下,且头垂下于桌子的边缘。

4）接着让受检者观察检查者放在其左下方的手指,在 15 秒内未出现眼震即坐起。

5）起坐后 15 秒,头向正中位,再作快速仰卧动作,头垂向桌边,眼向上视,观察有无眼震。

6）再起坐后 15 秒,头向右转,快速卧下,注视右下方检查者的手指,观察有无眼震。

（2）静态检查

1）让受检者取仰卧位。

2）头分别作仰卧、右转 60°、左转 60°、头过伸等不同位置,观察是否有眼震。

3）每次头位改变必须维持 30 秒后再观察有无眼震。

（3）临床意义

1）疲劳型:使用上述检查方法无法在短时间内反复引出眼震者,称为良性位置性眼震。此种情况有时无明显意义或为进行性前庭功能障碍。

2）非疲劳型:使用上述检查方法在短时间内可反复引出眼震,并且头下垂时眼震常持续出现,其方向固定或改变,这通常表明为脑干或小脑病变;有时有剧烈眼震而无头晕,这通常表明为脑干病变。

（七）舌咽神经（Ⅸ）

1. 运动　检查受检者的提腭运动及腭垂的位置、发音及声带运动。

2. 味觉和普通感觉　测试受检者舌后 1/3 的普通感觉和味觉,可用铜丝作为阳极导入微弱的直流电（0.2~0.4mA）,正常时可引起酸的味觉。对于咽壁和舌后部的一般感觉,可用压舌板或棉签检查。

3. 反射

（1）咽反射:用压舌板分别触碰受检者两侧的咽后壁,引起咽部肌肉的收缩及舌部肌的后缩。

（2）软腭反射:用压舌板触碰受检者软腭或腭垂,引起软腭的提高和后缩。

（八）迷走神经（Ⅹ）

1. 运动　与舌咽神经的检查方法相同。

2. 味觉和普通感觉　与舌咽神经的检查方法相同。

（九）副神经（Ⅺ）

运动:让受检者转颈,以测试其胸锁乳突肌的功能;让受检者耸肩以测试其斜方肌的功能。

（十）舌下神经（Ⅻ）

运动:检查受检者张口时舌在口腔中及伸出时的位置,注意有无偏斜,有无肌萎缩及舌肌纤维震颤。

第四节　感觉系统检查

感觉系统的检查结果可分为正常、过敏、减退、消失或异常几种级别。人体正常感觉在皮肤上的分布情况（图 1-4）。

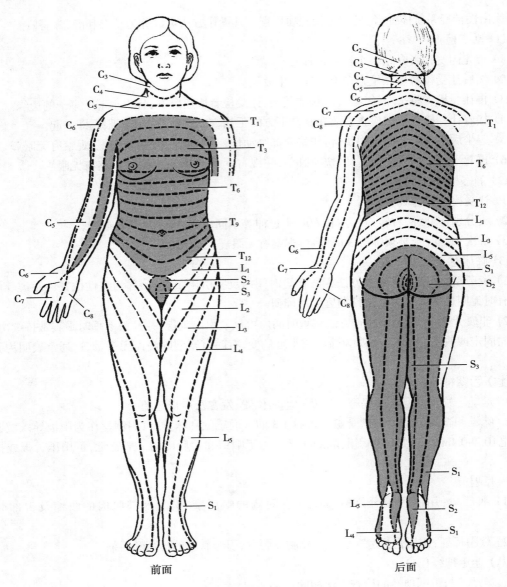

图 1-4 脊神经皮肤感觉分布区

一、浅感觉

(一) 痛觉

用大头针分别检查受检者身体上下、左右部皮肤对痛觉的反应,可让受检者回答是"锐"还是"钝"。

(二) 触觉

用棉花纤维或毛发轻触皮肤,避免重压。

(三) 温度觉

将 5℃ 和 10℃ 的水分别置于两个玻璃试管中,测试受检者对温度的辨别能力。

二、深感觉

（一）位置觉

检查者可轻捏受检者的手指或足趾的两边并作上下活动,让其辨别关节改变的感觉。

（二）震动觉

用 C128 音叉放在受检者足趾或肢体或其他部位的骨突处,试其对音叉震动的强弱和时限。

（三）深痛觉

可用力挤捏受检者的跟腱或腓肠肌,测试其对痛觉的感觉。

三、复杂感觉

是大脑皮质,尤其是顶叶,在正常情况下的功能。

（一）两点辨别觉

用两脚规测试受检者的身体对两点辨别的功能。正常人在不同的部位其辨别两点的距离不同:口唇为 2~3mm,手掌为 8~15mm,手背为 20~30mm,指尖为 3~5mm,指背为 4~6mm,足背为 30~40mm,背部为 40~50mm,小腿部为 30~40mm。

（二）图形觉

用铅笔或细木棒在受检者的皮肤上书写数字或绘图形,让其在闭眼的情况下作出回答。

（三）形体觉

让受检者闭眼,然后将常用物品,如小刀、钥匙、硬币等物品放在手中,让其辨认。

（四）双侧同时刺激

让受检者闭眼,然后用两根针尖同时刺激其身体两侧相同的部位,让其辨别是一侧抑或两侧,然后回答出刺激的部位。

（五）重量辨别觉

将形状和大小相同,而重量不同的物体放在手中,让受检者辨别轻重。

第五节　自主性神经系统检查

一、一般检查

（一）内分泌状态

注意体格的发育,身体的胖瘦、性征、性器官发育等,了解性功能及月经等情况。

（二）皮肤和黏膜

注意皮肤的颜色(苍白、红或青紫)、松紧、厚薄、干湿、油脂、水肿、溃疡、温度、出汗、毛发、指甲、血管搏动、划痕反应等情况。

（三）唾液腺和泪腺

检查时注意物理性或精神性因素对唾液腺和泪腺的影响。

（四）霍纳综合征

检查时注意受检者是否有眼睑轻垂、瞳孔缩小、眼球凹陷、面部无汗等症状。

（五）自主神经反射

有关脑神经的自主神经反射,如瞳孔对光反射等。此外,常用的有颈动脉窦反射,即在甲状软骨上缘的水平,用两指向颈椎方向压迫颈动脉窦,先压右侧 10~30 秒,若无反应再试左侧,正常人心率减慢每分钟小于 10~12 次。眼心反射:让受检者闭眼向下看,用手指压迫其一侧眼球的上部,角膜以上的部位,若无反应再行另侧压迫,压迫时间为 10~30 秒,正常人心率减慢每分钟小于 10~12 次。该试验可帮助了解交感神经和副交感神经系统的功能,有一定的临床意义,但这些反射需谨慎实施。

二、特殊检查

(一) 竖毛试验

用羽毛轻触项背部、腋窝、腹壁等处,或用冰块、乙醇溶液等刺激上述部位,可出现"鸡皮反应",潜伏期 4~5 秒,完全反应为 7~10 秒,持续 15~20 秒。如自主神经系统有病变时,此反应消失。

(二) 皮肤划痕试验

用细棒划皮肤,最初为一根红线,然后出现宽 3cm 左右的红色隆起,中间有一条白线。本反射在交感神经功能减退时可加强。

(三) 皮肤温度测定

交感神经受刺激时血管收缩,皮温下降;反之则升高。

(四) 毛细血管镜观察

观察指(趾)甲床毛细血管襻是否有痉挛或扩张。

(五) 血管容积描记法

用容积描记器测定毛细血管的张力。

(六) 皮肤电阻测定

汗腺与自主神经系统的功能有关,有汗则电阻减低,无汗则电阻增大。可用皮肤电流计测定。

第六节　失语、失用、失认、失写、失读、失算的检查

一、失语

(一) 分类

1. 运动性失语　能理解,但不能表达,病变通常位于左侧额下回的 Broca 区。
2. 感觉性失语　对语言不能理解,但能说话,往往所答非所问,病变通常位于左侧颞上回的后部。
3. 混合性失语　具有上述两者特征的为混合性失语。
4. 命名性失语　对人名、物名不能讲出,而对物的用途常能讲清,病变通常位于左侧颞叶的后部与角回之间。

(二) 检查方法

1. 观察有无运动性失语　听其自发性言语和用字是否恰当,陈述是否流利,有无赘言,有无字或词的脱漏或完全不能言语。
2. 观察有无感觉性失语　可提问或用从简至繁的口令,如"站起来""将右手示指放在左耳上";或叙述一简单的事情然后让受试者进行复述,以了解其对语言的理解情况。
3. 观察有无混合性失语　观察受试者是否有无运动性失语和感觉性失语同时存在的情况。
4. 观察有无命名性失语　使用钢笔、乒乓球等日常用品,让受试者说出其名称及用途。

二、失用

患者能正确理解语言,自主运动良好或仅有轻度瘫痪,但不能正确执行要求其所做的日常动作。运动功能位于左侧缘上回,其纤维分布于两侧的皮质运动区,故此处病变可产生两侧肢体失用。左侧缘上回与左侧皮质运动区之间的病变可造成右侧肢体的失用。胼胝体前部及右侧皮质运动区深部白质的病变可引起左侧肢体的失用。结构性失用在每侧顶叶受损后均可出现,但右侧顶叶的病变比左侧的病变更为明显。

(一) 分类

1. 意念性失用　患者不能意识到要求其完成的某一动作所必需的顺序,如让其点烟时患者则一手拿火柴,另一只手执烟,不知所措,甚至将火柴往盒盖上划等,如此颠三倒四。但在观摩他人示范后则恍然大悟,仍能正确模仿。

2. 运动性失用　患者能理解要求其完成的某一动作所必需的顺序,但在执行过程中不能灵活自如,如不能进行穿针引线等精细动作,并能意识到自己的动作达不到要求。患者或伴有肢体轻瘫,但无力与动作笨拙程度不相称。

3. 混合性失用　兼有上述二者特征的失用称为混合性失用。此型在临床上常见于弥漫性脑功能不全者。

4. 结构性失用　丧失空间概念,例如不会画地图、钟表或人脸,不会用火柴棒排列几何图形或不会用积木进行构筑。此病变在顶叶,通常右侧顶叶病变比左侧病变更明显。

失用患者往往伴有失语、失认等。在临床上尚可见到穿衣失用、舌肌失用等,该失用或同时伴有躯体失认等因素。

(二) 检查方法

患者必须智力正常,自主运动良好。检查时让其作某些日常动作,如穿鞋、系鞋带、把牙膏挤在牙刷上等,看其动作的顺序有无错乱及动作的准确性;亦可让其用火柴或积木搭图案以观察其有无结构性失用。

三、失认

意念清楚、视觉正常而对事物不认识称为失认。对物体的不认识称为物体失认;对躯体某一部位不认识称为躯体失认。此外,尚有疾病失认、符号失认等,这些失认可见于弥散性脑病,尤其是在顶叶、颞叶或枕区病变时。检查方法包括:

(一) 物体认识

把一些不同形状或不同颜色的物体,如彩色笔、玩具等放在一起,让其取出其中某物。

(二) 躯体认识

让其活动身体的某一部分,观察是否正确。

(三) 疾病认识

患者不能确认自己所患的疾病。

(四) 符号认识

示以各种数字、字母观察其认识情况。

四、失写

患者没有肢体瘫痪,但不会写字。病变通常在左侧额中回后方的书写中枢(Exner'area)及左侧角回。

检查方法:让其自行书写、听写或抄写,以观察其书写能力。

五、失读

患者没有视力障碍但不能读出文字的称失读。该症病变部位通常在左侧角回。

检查方法:让其阅读报纸或书籍。轻症者有少数字不能读出,重者则整句都不能读出以至产生理解障碍。

六、失算

患者智能正常,但丧失简易计算能力的称为失算症。该症病变部位通常在左侧的顶叶。

检查方法:让其做一些简易的算术,如 100 连续减 7,失算者则不能计算或经常做错。

第七节 记忆丧失或遗忘的检查

记忆与边缘系统有关,各种病变累及边缘系统均可引起记忆障碍。

记忆可分为即刻记忆(过去几秒钟的事),近事记忆(几秒钟前到几天前的事)及远事记忆(关于几年前的事)。

一、几种特殊记忆障碍

(一)良性遗忘

老年人逐渐产生记忆力下降,对姓名和事件等遗忘,偶尔有空间关系遗忘,这种情况属于良性遗忘。

(二)暂时性完全遗忘

突然严重遗忘,时间可自半小时至 12 小时或更长,以后可缓解。

(三)科萨科夫综合征(Korsakoff syndrome)

产生遗忘状态,常见于酒精中毒与营养缺乏症,也可发生于脑血管性病变、肿瘤或外伤等。

二、检查方法

(一)数字速记

3 位数、4 位数或 5 位数,数字倒背,如 2、3、6 → 6、3、2 或 8、7、5、6 → 6、5、7、8。

(二)讲故事

将自己的故事或复述他人的故事。

(三)看图画

看后复述内容。

(四)物件回忆

看 5 种物件后,随后让患者闭眼复述。

(张红旗)

第二章
常用注射方法

第一节　皮　内　注　射

　　皮内注射法是指将少量药液注射于表皮和真皮之间的方法。主要用于药物过敏试验、疫苗接种和局部麻醉前的先驱步骤（皮肤敏感试验）等。皮肤由浅层的表皮和深层的真皮组成。表皮的厚度一般为 0.07~0.12mm，真皮比表皮厚 3~4 倍。婴幼儿皮肤的厚度约为成人的 1/3。表皮内没有血管，但有丰富的感觉神经末梢分布；真皮内含血管。一般是药效强的药物选择进行皮内注射，因这样可以延缓药物的吸收，降低过敏反应带来的危险。药物过敏试验一般取前臂内侧的下段进行注射，因为此处皮肤较薄，皮色较淡，皮毛少，易于注射和辨认。疫苗接种常选用三角肌的下缘部位注射。皮内注射比肌内注射有更好的免疫反应，因皮肤内的免疫树突细胞比肌肉内的多。

第二节　皮　下　注　射

　　皮下注射法是指将少量药液注入皮下组织的方法。常用于需迅速达到药效或不宜口服的给药，以及局部供药和预防接种。皮下组织位于皮肤的深面，又称皮下脂肪或浅筋膜，由脂肪和疏松结缔组织构成，内含皮神经、浅动脉、浅静脉和浅淋巴管。不同部位的皮下组织的厚度差别较大。注射的部位常选三角肌的下缘、上臂的外侧、腹部、背部及大腿的外侧部。

第三节　肌　内　注　射

一、解剖学基础

　　人体的骨骼肌由肌腹和肌腱组成。每一块肌的外面有肌外膜包绕，肌外膜内含血管和神经，伸入肌内将一块肌分成多个肌束，并包绕肌束形成肌束膜，肌束膜进而伸入肌束包绕肌纤维，形成肌内膜。肌内膜含丰富的毛细血管，包绕在肌纤维的表面。因骨骼肌内有大量的毛细血管，故药物能通过骨骼肌内的毛细血管迅速进入血液，而且吸收较完全。

　　肌内注射一般选择大而厚的肌肉，且与大血管和神经相距较远的部位进行。常被选用作为注射部位的肌肉有臀大肌（深面为臀中肌和臀小肌）、三角肌，偶尔还有股外侧肌等。两岁以下婴幼儿的臀大肌不发达，有损伤坐骨神经的危险，不宜选用臀大肌进行注射，可选用臀中肌、臀小肌进行注射。

二、肌内注射的方法

　　肌内注射是指将药液注入骨骼肌的方法。常用于注射刺激性较强或药量较大的药物，或不宜或不能进行静脉注射,要求比皮下注射更迅速发生疗效者。临床上最常选用的肌内注射部位是一侧臀部的外上 1/4 区,因该区的肌层厚(包括臀大肌、臀中肌、臀小肌三层),且其深面无大的血管和神经,较为安全。另外上臂的三角肌区也是常选的肌内注射部位,注射点通常选在该肌的最厚处。对需要长期进行肌内注射的患者,其注射部位应交替更换,避免硬结的发生。为了减少注射的疼痛,在注射前患者的肌肉应放松,注射时要做到"两快一慢",即进针快、出针快、推药慢。另外,按压穴位后再进行注射或边注射边按压穴位也可减轻疼痛。

第四节　静　脉　注　射

一、解剖学基础

静脉分浅、深两类。浅静脉又称皮下静脉,深静脉常有动脉和神经伴行,又称伴行静脉。在浅静脉之间、深静脉之间以及浅、深静脉之间,都存在丰富的交通支。静脉管壁的结构可分为内膜、中膜和外膜三层。三层膜的主要结构为:内膜主要由内皮细胞组成,中膜由平滑肌和弹性纤维组成,外膜由疏松结缔组织组成。因静脉的血流慢,压力低,故其平滑肌和弹力纤维均较少,管壁薄而柔软,缺乏收缩性和弹性,管腔断面较扁。静脉根据大小可分为微静脉、小静脉、中静脉和大静脉。微静脉的管径为 $50\sim200\mu m$。小静脉的管径达 $200\mu m$ 以上,其中膜有一至数层平滑肌。除大静脉以外,凡有解剖学名称的静脉都属于中静脉。中静脉的管径为 $2\sim9mm$,其内膜薄,中膜比相伴行的动脉也薄得多,平滑肌稀疏,外膜一般比中膜厚。大静脉的管径一般在 $10mm$ 以上,上腔静脉、下腔静脉、头臂静脉和颈内静脉等都属于此类。大静脉的内膜较薄,中膜不发达,外膜则较厚。临床上主要是对中静脉和大静脉进行静脉注射。

二、静脉注射的方法

静脉注射是指将药液注入静脉的方法。主要用于:①药物不宜口服、皮下或肌内注射,而需迅速发生药效时;②药物因浓度高、刺激性大、量多而不宜采取其他注射方法;③进行一些诊断或试验检查时,由静脉注入药物,如肝、肾、胆囊等 X 线摄片;④输液和输血。静脉注射常用的静脉有上肢的贵要静脉、肘正中静脉、头静脉、手背的浅静脉,下肢的大隐静脉、小隐静脉、足背、踝部的浅静脉和股静脉,颈部的颈外静脉、锁骨下静脉。另外,对婴幼儿多选用头皮静脉穿刺和输液。

第五节　心　内　注　射

一、解剖学基础

心是一个泵血的肌性器官,内部被分隔成左、右心房和左、右心室四个腔,外被覆心包包裹。心位于胸腔内,约 2/3 位于正中线的左侧,1/3 位于正中线的右侧。心前面由右心房、右心室和左心室构成,其中右心室占心室区的 2/3,左心室占 1/3。心前面大部分被胸膜和肺遮盖,而与胸骨体的下半和左侧第 4~6 肋软骨相对的部位没有被胸膜和肺遮盖,为心包裸区,此处可作为心内注射的部位。从心前区进行心内注射依次经过的层次有皮肤、浅筋膜、深筋膜、胸大肌、肋间肌、胸内筋膜、心包、心室前壁、心室腔。男性右心室的厚度约为 0.48cm,女性约为 0.42cm。男性左心室的厚度约为 1.37cm,女性的约为 1.27cm。

二、心内注射的方法

心内注射是指将药物直接注射到心室内的方法,以达到恢复心跳的目的。心内注射有多种方法,多采用心前区左侧第 4 或第 5 肋间隙的胸骨左缘旁开 0.5~1cm 处进针,沿肋骨上缘垂直刺入右心室;或由第 4 或第 5 肋间隙距胸骨左缘 2~2.5cm 处从两肋中间刺入左心室,一般刺入深度为 4~5cm,抽得回血后,即注入药液;或于剑突下偏左侧肋弓下约 1cm 处进针。心内注射主要用于:①任何原因所致心脏骤停,进行心脏按压,同时需要向心内注射药物以促进心脏复跳;②胸外及胸内电击除颤,应同时进行心内药物注射;③没有除颤设备时,可用药物心内注射除颤,但应注意出血性疾病及心跳未停患者禁用。

第六节　骶管麻醉注射

一、解剖学基础

骶管位于骶骨内,由 5 个骶椎的椎孔连结而成,上与椎管相通,下为一开口,称骶管裂孔。裂孔呈倒 "V" 或 "U" 形,后被骶尾韧带封闭,两侧有向下突出的骶角。骶角由第 5 骶椎的下关节突形成。骶骨前面的 4 对骶前孔和后面的 4 对骶后孔均与椎管相通,且相应的有第 1~4 对骶神经的前后支通过。骶管内含有终丝和马尾,其表面依次被软脊膜、蛛网膜和硬脊膜所包裹。终丝穿出骶管裂孔,向下止于尾骨的背面。第 5 对骶神经和尾神经也从骶管裂孔穿出。

骶管麻醉注射依次经过的层次有:皮肤、浅筋膜、深筋膜和骶尾韧带(Cathelein 膜,厚 1~3mm)、骶管。

二、骶管麻醉注射的方法

骶管麻醉注射是经骶管裂孔穿刺,注射局部麻醉药于骶管内,以阻滞脊神经的一种方法。它属于硬膜外阻滞的一种,适用于直肠、肛门及会阴部的手术,也适用于婴幼儿及学龄前儿童的腹部手术,尤其适用于体质衰弱的患者。穿刺点的定位可先触及突出的两个骶角,两个骶角连线的中点为一凹陷的骶管裂孔。或可沿尾骨尖中线向上 5cm 的凹陷处,两侧为骶骨角;也可沿骶骨背面的骶正中嵴向下触摸直到凹陷点处。

(李洪鹏)

第三章
正常心脏瓣膜的听诊

一、解剖学基础

(一)心脏瓣膜的体表投影

心脏的瓣膜包括二尖瓣、三尖瓣、主动脉瓣和肺动脉瓣。二尖瓣(左房室口)的体表投影在左侧第 4 胸肋关节处;三尖瓣(右房室口)的体表投影在前正中线与第 4 肋间隙相交处;主动脉瓣(主动脉口)的体表投影在胸骨左缘第 3 肋间隙处;肺动脉瓣(肺动脉口)的体表投影在左侧第 3 胸肋关节处。

(二)心脏瓣膜的听诊部位

心脏瓣膜的投影位置并不代表其临床听诊的部位,这是因为血流方向、瓣膜位置深浅等原因的不同所致。听诊部位应在心音传导的最佳位置上:二尖瓣在左侧第 5 肋间隙锁骨中线内侧1~2cm 处,三尖瓣在胸骨下端偏右侧,主动脉瓣在胸骨右缘第 2 肋间隙处,肺动脉瓣在胸骨左缘第2 肋间隙处。

二、正常心脏瓣膜的听诊

正常心脏瓣膜的听诊内容包括心率、心律、心音、杂音及心包摩擦音等。

(一)心率

指每分钟心跳的次数。正常成人在安静、清醒的情况下心率为 60~100 次 /min,老年人偏慢,女性稍快,儿童较快,3 岁以下的儿童多在 100 次 /min 以上。成人心率超过 100 次 /min 的,婴幼儿心率超过 150 次 /min 的称为心动过速;心率低于 60 次 /min 的称为心动过缓。

(二)心律

指心脏跳动的节律,正常成人的心律基本规则,部分青年人可出现随呼吸改变的心律,吸气时心率增快,呼气时心率减慢,称窦性心律不齐,一般无临床意义。

(三)心音

按心音在心动周期中出现的先后次序,可依次称为第一心音、第二心音、第三心音和第四心音。通常情况下只能听到第一和第二心音,第三心音可在部分青少年中闻及,第四心音一般不易听到。第一心音主要是由于心室收缩开始时,二尖瓣或三尖瓣关闭的振动所产生;第二心音主要是由心室舒张开始时肺动脉瓣和主动脉瓣关闭的振动所产生。心音强度和性质的改变、心音分裂及额外心音等都可能出现心音异常。

(四)杂音

心脏杂音是指在心音以外出现的具有不同频率、不同强度、持续时间较长的杂声,可与心音分开或相连续,甚至完全遮盖正常心音,其对心脏瓣膜病的诊断有重要意义。

(五) 心包摩擦音

心包摩擦音是急性纤维蛋白性心包炎的典型体征，是由于发炎而变得粗糙的心包脏、壁两层在心脏活动时相互摩擦产生的声音。心包摩擦音的音质粗糙，音调高，与心率一致，通常在胸骨左缘 3、4 肋间隙处较易听到。

（黄菊芳　熊　鲲）

第四章
脉搏、血压的测量及动脉加压止血法

第一节　动脉加压止血法

外伤出血是非常危险的,轻则导致头晕目眩,重则危及生命,因此必须争分夺秒地止血。一般小血管出血时可采用加压包扎法,对于较大血管的出血,如较大的动脉出血时,则采用指压法进行止血,即用手指压住动脉走行于骨骼表面的部位,以达到止血的目的。通常的做法是压迫止血点靠近伤口的上方,即近心端。因此,要想快速、准确找到压迫止血点,就必须对人体血管的走行,尤其是一些与临床联系密切的动脉的走行和分布有清楚的了解。下面结合这些重要动脉的走行与分布对其压迫止血的部位进行介绍。

一、肩与上肢出血时

将大拇指放在锁骨上方的凹陷处,于锁骨中点向下压,可将锁骨下动脉压在第一肋骨上,以达到整个上肢的止血目的。如果出血部位较低,位于肩以下、肘以上时,可压迫肱动脉进行止血。方法是在肱二头肌内侧沟的中份,将肱动脉压向肱骨。该动脉如需采用止血带止血时,应避开中份,以免伤及桡神经。

二、头面部出血时

用大拇指压迫颈总动脉和颈外动脉,在环状软骨弓的侧方,可摸到颈总动脉的搏动,将该动脉压向后内方的第6颈椎的横突上,以达到止血的目的,但切记不要两侧同时压迫,否则极易造成大脑缺血,从而加重患者的损伤。

三、面颊部出血时

用拇指压迫面动脉,即在下颌骨的下缘和咬肌的前缘交界处,将面动脉压向下颌骨。

四、头前外侧出血时

可压迫颞浅动脉。在外耳门的前方可摸到该动脉的搏动,然后将其压向颞骨。

五、手部出血时

如在桡侧可压迫桡动脉,即在桡骨茎突的上方,肱桡肌腱的内侧,用力将桡动脉压向桡骨;如在尺侧可压迫尺动脉,即在尺侧腕屈肌腕部的内侧向深部压迫。手指出血时,可压迫指掌侧固有动脉,即在指根的两侧向指骨压迫。

六、下肢出血时

用拇指压迫股动脉,即在腹股沟韧带的中点处将股动脉压向耻骨上支,以达到整个下肢止血的目的。

七、小腿和足部出血时

可压迫腘动脉,压迫的方法为在腘窝处加一棉垫等物,然后进行屈膝包扎。

八、足部出血时

可于内踝和跟结节之间向深部压迫胫后动脉;也可以在足背内、外踝连线的中点处向深部压迫足背动脉。

第二节　脉搏的测量

脉搏即动脉的搏动,系心脏搏动所产生的压力变化使主动脉管壁发生振动,沿着动脉管壁向外周传递,即成脉搏。通常所说的脉搏是指在手腕处扪及的桡动脉搏动(必要时亦可测颞浅动脉、足背动脉和肱动脉等)。桡动脉的测脉部位是在前臂的下部,平桡骨茎突的高度处,桡动脉在此穿行于肱桡肌腱和桡侧腕屈肌腱之间,此处位置较为表浅,仅覆以皮肤和浅、深筋膜,故能扪及到桡动脉搏动。脉搏能很好地反映血液循环系统的功能状态,故脉搏测量是临床上重要的诊断方法之一,尤其是对心血管疾病的诊断具有重要意义。下面以触诊桡动脉为例,来简单说明临床上脉搏的测量方法。

一、测量前的准备

测量前应嘱受检者安静休息至少 5 分钟,以防由于剧烈活动引起心率变化继而影响脉搏的测量。

二、测试过程

(一)检查者并拢示指、中指和环指三指,其指腹置于受检者腕部桡动脉处,以适当的压力触诊桡动脉的搏动。

(二)至少触诊 30 秒钟,将所得数乘以 2,即为每分钟的脉搏数。对于危重及心脏病患者应数 1 分钟。

(三)口述触诊的结果

脉律为动脉搏动的节律;脉率是指每分钟脉搏的次数。正常成人的脉率为 60~100 次 /min,脉率过快、过慢或节律改变均为不正常。

第三节　血压的测量

所谓血压,即血管内流动的液体对血管壁产生的侧压力。临床上测量血压有直接测量法和间接测量法。直接测量法因为属于有创检查,故较少用,使用最多的是间接测量法。而在间接测量法中,又以测量肱动脉的血压最为多见。其具体测量方法如下:

一、测量前的准备

(一)测量血压前先嘱受检者半小时内禁喝咖啡,禁吸烟,排空膀胱内的尿液,且安静休息至少5分钟。测量的姿势取坐位或仰卧位,充分暴露右上臂。

(二)打开血压计水银柱的开关,检查血压计水银柱是否已调零。血压计水银柱的零点与受检者肘部以及心脏的位置三者要处在同一水平线上。

(三)气袖缠于受检者的右上臂,均匀紧贴皮肤,其下缘距肘窝上 2~3cm,气袖的中央需置于肱动脉的表面,且松紧要适度,以能插入一个示指为宜。

(四)操作者的示指、中指、环指三指并拢,其指腹置于受检者肘关节的内侧,以适当的压力触诊肱动脉的搏动,以确定肱动脉的位置。左手持听诊器体件并将其置于肱动脉的搏动处(不能塞在气袖之下)。

二、测量过程

(一)关闭血压计的阀门,向气袖内充气,边充气边听诊,待动脉搏动的声音消失后,继续充气,使水银柱再升高 20~30mmHg。通常情况下,将水银柱升高至 180mmHg 时开始放气。

(二)打开血压计阀门,然后缓慢放气(使水银柱下降的速度保持在 4mmHg/s 为宜),边放气边听诊,同时双眼平视观察水银柱。听到第一声声响时同时观察并记下此时的水银柱的读数,此为收缩压。而后继续放气,当听到声音突然变低的第一声声响时,记下此时水银柱的读数,此为舒张压。

(三)报告并记录测得的血压值。报告时要先报收缩压,再报舒张压。

(四)测量完毕后,帮受检者穿好衣袖,告知其血压测量已完成。

正常成人安静状态下的血压正常范围收缩压为 90~139mmHg,舒张压 60~89mmHg。高血压:成人收缩压≥140mmHg 和 / 或舒张压≥90mmHg;既往有高血压病史,在服用降血压药的情况下,血压虽低于 140/90mmHg,也为高血压;低血压:成人血压低于 90/60mmHg。

(熊 鲲 黄菊芳)

第五章
常用穿刺技术

第一节　静脉穿刺

体循环的静脉分为浅静脉和深静脉两类。浅静脉(皮下静脉)位于浅筋膜内,不与动脉伴行,透过皮肤在体表易于观察到,最后注入深静脉。深静脉位于深筋膜的深面,与动脉伴行,名称和行程与伴行动脉基本相同。静脉穿刺可分为浅静脉和深静脉穿刺两种。

一、浅静脉穿刺

临床上用浅静脉穿刺进行采血、输血、输液、注射和血液检查等。穿刺点通常选择在:①头皮静脉中的滑车上静脉、眶上静脉和颞浅静脉等;②颈外静脉:其位置表浅、管径较粗且仅被覆皮肤、浅筋膜和颈阔肌,在小儿患者中该静脉常被选作穿刺抽血的静脉,尤其患儿哭闹时或压迫该静脉的近心端时,静脉怒张明显,更易穿刺;③上肢浅静脉中的手背浅静脉和前臂浅静脉;④下肢浅静脉中的足背静脉和大隐静脉的起始段。婴幼儿浅静脉的穿刺多选用头皮静脉和颈外静脉,其次选用手背静脉和足背静脉;成人则常选用手背静脉和足背静脉。

二、深静脉穿刺

临床上用深静脉穿刺进行静脉输血补液、中心静脉压测定和血管造影等。①颈内静脉穿刺更加适用于四肢及头皮静脉塌陷或硬化而难以穿刺成功者。右侧颈内静脉粗且与头臂静脉、上腔静脉几乎成一直线,穿刺插管安全并易于成功。颈内静脉的上段与颈总动脉、颈内动脉的距离较近且有部分重叠,因此不宜穿刺;颈内静脉的下段位置较深,穿刺易损伤胸膜造成气胸,应慎用;颈内静脉中段的位置表浅,操作视野暴露充分,穿刺时可避开一些重要的毗邻器官,操作较安全。②锁骨下静脉表浅、管径大,其管壁与颈深筋膜、第1肋骨膜及斜角肌等结构相愈着,因而位置恒定,不易发生移位,有利于穿刺,为深静脉穿刺的首选静脉。从解剖角度上讲,以右侧锁骨下静脉穿刺为宜。锁骨上缘的穿刺点在胸锁乳突肌后缘与锁骨上缘交角的平分线上,距顶角0.5~1cm,针尖指向剑突;锁骨下缘的穿刺点在锁骨下缘中点的内侧1~2cm处。解剖学研究表明:锁骨上入路易损伤胸膜,而锁骨下入路一般不易损伤胸膜,操作方便易行,成功率高。③股静脉的穿刺点选在股三角内的股静脉,最常用于婴幼儿的静脉采血。寻找股静脉时应以股动脉为标志,在股动脉搏动处的内侧0.5~1.0cm处进针。

第二节　动脉穿刺

临床上用动脉穿刺采血进行血气分析,可监测有无酸碱平衡失调、缺氧和二氧化碳潴留,判断急性、慢性呼吸衰竭的程度,为诊断和治疗呼吸衰竭提供可靠依据。通常选择桡动脉和股动脉进行动脉穿刺,前者表浅,穿刺后易于压迫止血,后者管径粗,易刺入。动脉穿刺时,要先摸清动脉的搏动、走向和深度。桡动脉的进针角度一般为 20°~30°,股动脉则垂直刺入。

第三节　骨 髓 穿 刺

临床上用骨髓穿刺术协助各种血液病的诊断、鉴别诊断及治疗随访。穿刺点选择在:①髂前上棘后上方 1~2cm 处,此处骨面平坦,易固定,操作方便安全;②髂后上棘穿刺点位于第 5 腰椎旁开 3cm 处,手按有一圆形突起,从其正中点进针;③胸骨穿刺点位于第 2 或第 3 肋间的胸骨中线上,穿刺深度一般不超过 1cm,严防穿通胸骨损伤心脏和大血管,由于胸骨的骨髓含量丰富,当上述部位的穿刺失败时,可进行胸骨穿刺。

第四节　胸 腔 穿 刺

临床上用胸腔穿刺术(胸穿)检查胸腔积液的性质、抽液或抽气减压以及通过穿刺给药。穿刺点通常选在胸部叩诊浊音最明显的部位,一般在肩胛线或腋后线第 7~8 肋间,腋中线第 6~7 肋间或腋前线第 5 肋间进针。穿刺针应沿肋骨的上缘垂直进针,防止损伤肋间血管和神经。避免在第 9 肋间以下穿刺,以免刺破膈损伤腹腔器官。

第五节　腹 腔 穿 刺

临床上用腹腔穿刺术(腹穿)进行穿刺放液,明确腹腔积液的性质和腹腔给药。穿刺点可选以下三处:①左下腹穿刺点:位于脐与左髂前上棘连线的中、外 1/3 交点处,此点可避免损伤腹壁下动脉;穿刺针经过皮肤、浅筋膜、腹外斜肌、腹内斜肌、腹横肌、腹横筋膜、腹膜外脂肪、壁腹膜,最后进入腹膜腔。②脐与耻骨联合上缘连线的中点,左右旁开 1~2cm,此处无重要器官,穿刺较安全;穿刺针经过皮肤、浅筋膜、腹白线或腹直肌、腹横筋膜、腹膜外脂肪、壁腹膜,最后进入腹膜腔。③侧卧位时在脐平面与腋前线的交点,此点适用于腹腔内少量积液的诊断性穿刺,穿刺经过的层次与左下腹穿刺点相同。

第六节　心包腔穿刺

心和心包在心包三角内的部分,未被胸膜遮盖,直接贴于胸前壁。临床上在心包三角内进行心包穿刺,用于引流心包腔内积液、进行生化测定或细菌培养以及注射抗生素等。穿刺点选择在靠近胸骨左缘第 5 或第 6 肋间隙,经皮肤、浅筋膜、深筋膜和胸大肌、肋间外膜、肋间内肌、胸内筋膜、纤维心包及浆膜心包的壁层,最后进入心包腔。穿刺点也可选择在左剑肋角处,与腹壁成 45° 角向上外进针,经皮肤、浅筋膜、深筋膜和腹直肌、膈肌胸骨部、纤维心包及浆膜心包的壁层,最后进入心包腔。胸骨左缘第 5 或第 6 肋间隙的穿刺点,技术难度小,但有损伤胸膜的可能性;左剑肋角穿刺点较为安全,可以避免损伤肺和胸膜。

第七节 膀 胱 穿 刺

膀胱的大小、形态和位置均随尿液的充盈程度而异。充盈时膀胱尖可上升至耻骨联合的上缘以上,由腹前壁折向膀胱上面的腹膜也随之上移,膀胱下外侧壁直接与腹前壁相贴。临床上利用这种解剖关系进行膀胱穿刺,用于急性尿潴留导尿失败,抽取尿液进行检验或细菌培养。穿刺点选择在耻骨联合上缘的腹前正中线上,穿刺针穿经皮肤、浅筋膜、腹白线、腹横筋膜、膀胱前壁而后到达膀胱腔。穿刺时垂直进针,针尖勿向后下,以免刺伤耻骨联合后方的静脉丛;针尖亦勿向后上,以免损伤腹膜。穿刺前要让患者最大限度地憋尿,保证膀胱内必须有一定量的尿液,穿刺才能成功。

第八节 腰 椎 穿 刺

脊髓蛛网膜下隙在第1腰椎至第2骶椎高度处因无脊髓而扩大,称终池。其内有腰、骶神经根形成的马尾和软脊膜向下延伸形成的终丝。成人脊髓的下端平第1腰椎体的下缘,故在第3~4或4~5腰椎之间穿刺终池进行腰椎穿刺或麻醉不会损伤脊髓和马尾。临床上通过终池采集脑脊液是评估中枢神经系统疾病的重要手段。穿刺针经过皮肤、浅筋膜、深筋膜、棘上韧带、棘间韧带、黄韧带、硬脊膜和脊髓蛛网膜到达终池。穿刺针穿过黄韧带时,常有明显的落空感,有脑脊液流出就证实已进入终池。如穿刺不顺利或穿刺针损伤神经根可引起腰背痛及神经根痛。

第九节 侧脑室穿刺

侧脑室是端脑的内腔,左右各一,分为前角、中央部、下角和后角,经左、右室间孔与第三脑室相通。侧脑室内有产生脑脊液的脉络丛。临床上可通过侧脑室穿刺测定脑室压力、检查和引流脑脊液以及脑室造影等。前角穿刺点选在冠状缝前方1cm、中线旁开2.5cm处,进针方向与矢状面平行,对准两外耳道之间的假想连线方向穿刺;后角穿刺点选在枕外隆凸上方6~7cm、中线旁开3~4cm处,进针方向与矢状面平行,对准眉弓方向穿刺。穿刺针经皮肤、浅筋膜、帽状腱膜、腱膜下疏松结缔组织、颅骨外膜、颅骨和脑膜到达侧脑室。成人穿刺深度(从颅骨外表面计)一般不超过6cm。侧脑室穿刺有一定危险性,进针过程中严禁针身摆动,更不可中途改变方向,以免造成脑组织损伤及出血。

第十节 小脑延髓池穿刺

小脑延髓池是位于小脑与延髓之间的颅内蛛网膜下隙,与脊髓的蛛网膜下隙相通。临床上可通过小脑延髓池穿刺获取脑脊液、注入抗生素或脑池造影。小脑延髓池穿刺是婴幼儿脑池穿刺的首选部位或腰椎穿刺不能进行时而选用;在成人更多选择腰椎穿刺获取脑脊液。小脑延髓池穿刺在枕骨下方或第2颈椎棘突的上方进针,经皮肤、浅筋膜、深筋膜、项韧带、寰枕后膜、硬脊膜和蛛网膜到达该池,穿刺针穿过寰枕后膜时,常有明显的落空感,有脑脊液流出就证实已进入小脑延髓池。成人由皮肤至寰枕后膜的距离为4~5cm。小脑延髓池穿刺的主要危险是损伤延髓和损伤血管后的出血。

(廖燕宏)

第六章

导尿及妇产科骨盆测量

第一节 导 尿 术

一、男、女性尿道的解剖学基础

男性尿道是排尿和排精的共同管道,起于膀胱的尿道内口,穿过前列腺和尿生殖膈,止于阴茎头的尿道外口,全长 16.0~22.0cm,分为尿道前列腺部、膜部和海绵体部三部。临床上,通常把男性尿道的海绵体部称为前尿道,前列腺部和膜部合称为后尿道。尿道膜部穿过尿生殖膈,仅 1.0~1.2cm 长,故其相对固定和短。尿道膜部除排尿时张开外,其余时间处于收缩状态,因此,用尿道内器械检查时,若手法不当易致其内伤,这也是骑跨伤最易受伤的解剖部位。

男性尿道有 2 个弯曲、3 个狭窄和 3 个膨大。2 个弯曲为耻骨下弯和耻骨前弯。3 个狭窄包括尿道内口、膜部和尿道外口,其中尿道外口处最狭窄,膜部次之。3 个膨大位于前列腺部、球部和舟状窝。

女性尿道是仅有排尿功能的肌性管道,起于膀胱的尿道内口,穿尿生殖膈,终于阴道前庭的尿道外口,全长 3~5cm。女性尿道与阴道的前壁相邻,其穿尿生殖膈处有尿道阴道括约肌环绕,受意识控制。

女性尿道的特点:短、宽、直。

二、导尿

导尿是指经由尿道插入导尿管至膀胱,从而引流出尿液。导尿有留置性导尿及间歇性导尿之分。留置性导尿的导尿管较长时间留置在患者的膀胱内,在病情许可时才拔掉或定期更换新管子。间歇性导尿则每隔 4~6 小时导尿一次,在膀胱排空后随即将导尿管拔出。

操作方法:

1. 患者仰卧,两腿屈膝外展,臀下垫油布或中单。患者先用肥皂液清洗外阴;男患者翻开包皮清洗。

2. 以消毒液由内向外环形消毒尿道口及外阴部。外阴部盖无菌洞巾,男性则用消毒巾裹住阴茎,露出尿道口。

3. 术者戴无菌手套站于患者右侧,以左手拇、示二指挟持阴茎,女性则分开小阴唇露出尿道口,右手将涂有无菌润滑油之导尿管慢慢插入尿道,导尿管外端用止血钳夹闭,将其开口置于消毒弯盘中。男性进入 15~20cm,女性进入 6~8cm,松开止血钳,尿液即可流出。

4. 需作细菌培养者,留取中段尿于无菌试管中送检。

5. 术后将导尿管夹闭后再徐徐拔出,以免管内尿液流出污染衣物。如需留置导尿时,则以胶布固定尿管,以防脱出,外端以止血钳夹闭,管口以无菌纱布包好,以防尿液逸出和污染;或接上留尿无菌塑料袋,挂于床侧。

第二节　妇产科骨盆测量

一、女性骨盆的解剖学基础

骨盆由骶骨、尾骨、左右髋骨和连结组成,是躯干和下肢骨之间的骨性结构,起着传导重力、支持和保护盆腔脏器的重要作用,女性骨盆又是胎儿娩出时必经的骨性产道。因此,女性骨盆外形短而宽;骨盆入口平面的横径较前后径略长,呈横椭圆形;骨盆下口较大,耻骨弓一般大于 90°;骶骨的长度较短,且具一定的弧度,骶骨岬前凸较之男性为小;骶尾关节有一定的活动度;耻骨联合的后角较宽大于 156°。

二、妇产科骨盆测量

骨盆的大小及形状对分娩有直接的影响,是决定胎儿能否经自然分娩的重要因素。因此,骨盆测量为产前检查时不可缺少的项目。测量骨盆可分为内测量和外测量两种。

(一)骨盆内测量

该测量适用于骨盆外测量狭窄者,一般于妊娠 24~36 周进行。

1. 骶耻内径　为耻骨联合下缘至骶岬上缘中点的距离,正常值为 12.5~13cm,此值减去 1.5~2cm,即为骨盆入口前后径的长度,又称真结合径。方法是:检查时,孕妇取膀胱截石位,严格消毒外阴,检查者戴无菌手套,涂以润滑油,示指、中指放入阴道,检查者伸入阴道的中指尖触摸骶岬上缘的中点,示指上缘紧贴耻骨联合的下缘,以另一手的示指正确标记此接触点,抽出阴道内的手指,测量中指尖至此接触点间的距离,即为骶耻内径。

2. 坐骨棘间径　测量两坐骨棘间的距离,正常值约为 10cm。测量方法是一只手的示指、中指放入阴道内,分别触及两侧坐骨棘,估计其间的距离。

(二)骨盆外测量

通过此测量可以间接判断骨盆的大小及形状,该操作简便,通常使用的工具有弯脚规、直脚规等。用于临床骨盆外测量的径线有:

1. 髂嵴间径　孕妇取伸腿仰卧位,测量两髂嵴外缘最宽的距离,正常值为 25~28cm。

2. 髂棘间径　孕妇取伸腿仰卧位,测量两髂前上棘外缘间的距离,正常值 23~26cm。

3. 骶耻外径　孕妇取左侧卧位,右腿伸直,左腿屈曲,测量第五腰椎棘突下至耻骨联合上缘中点的距离。正常值为 18~20cm。此径线可间接推测骨盆入口前后径的长度,是骨盆外测量中最重要的径线。

4. 坐骨结节间径　孕妇取仰卧位,两腿向腹部弯曲,双手抱膝。测量两坐骨结节内侧缘的距离,正常值为 8.5~9.5cm。此径线可直接反映骨盆出口横径的长度。若此径值小于 8cm,则应加测出口后矢状径。

5. 出口后矢状径　为坐骨结节连线中点至骶骨尖端的长度。孕妇取屈膝俯卧位,检查者戴指套的右手示指伸入孕妇肛门,右手拇指置于孕妇体外骶尾部,两指同时触摸骶骨的尖端,将尺置于两坐骨结节的连线上,然后测量坐骨结节连线中点至骶骨尖端的长度,即为出口矢状径,正常值为 8~9cm。若此值正常,可弥补坐骨结节间径值稍小的问题。

6. 耻骨弓角度　两手拇指指尖斜着对拢放置在耻骨联合的下缘,指腹贴附于两侧耻骨降支上,测量两拇指间的角度,正常值为 90°,小于 80° 者为不正常。此角度反映骨盆出口横径的宽度。

(李　锋)

第七章

影像解剖学

第一节　正常人体 X 线解剖学

一、骨与关节的 X 线解剖

(一) 脊柱的 X 线解剖

在正位 X 线片上,脊柱位于躯干的中央,呈纵形柱状,由椎骨及其连结构成。椎体呈短柱状,自上而下逐渐增大。椎体边缘的骨密质密度较高,轮廓光滑,表现为致密细线影。椎体内的骨松质表现为纵横排列的骨小梁影像。相邻的上、下椎体间的透亮间隙为椎间隙。椎间隙是椎间盘的影像。邻近椎间隙的宽度大致接近,但胸部的椎间隙最小,腰部的椎间隙最大。椎体的两侧缘可见横突影伸向外方,左、右横突一般对称。椎弓根呈椭圆形或圆形,其边缘为密度较高的阴影,多重叠在椎体影的外侧部。椎弓根的上下方为上、下关节突的影像。椎弓板是椎弓根向内侧的延续,并于中线合成棘突,呈尖向上、类似三角形的线状密影,棘突位于椎体中央的偏下方。颈椎的棘突呈分叉状阴影。胸椎的棘突则排列成纵行的致密阴影,由于棘突的倾斜度不同,其末端阴影所处的位置也不一致。腰椎的棘突为类似水滴状的影像。骶骨呈三角形阴影。在正中线上呈条状且边缘不规则的致密阴影为骶正中嵴。骶正中嵴的外侧有骶前孔和骶后孔形成的互相重叠且低密度的影(图 7-1~ 图 7-3)。

在侧位 X 线片上,可见脊柱有颈、胸、腰、骶 4 个生理性弯曲。其中颈曲和腰曲凸向前,胸曲和骶曲凸向后。

椎体呈长方形位于前部,其前后径略大于高径。前缘和后缘均为平滑的曲线,上缘和下缘并不在一个平面,通常椎体的后缘高于前缘。椎弓位于后方。各椎骨椎体后缘的连线和棘突前缘的连线之间,从上到下呈弯曲的柱状低密度影,为椎管的侧位影像。椎弓板位于椎弓根和棘突之间,棘突伸向后下方。颈椎的棘突长短大小不一,胸椎的棘突呈叠瓦状,腰椎的棘突呈矢状位的宽板状,垂直向后。椎弓根与椎弓板连结的上、下方有上、下关节突,下关节突位于下位椎骨上关节突的后方。关节突的关节间隙呈均匀的半透明影。椎间隙显影清晰,胸椎的间隙较窄,腰椎的间隙较宽。相邻的椎骨上、下切迹之间的透亮空隙为椎间孔。椎间孔的前缘是椎体和椎间盘的后缘,椎间孔的后缘止

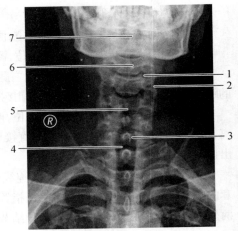

图 7-1　脊柱颈段正位 X 线片

1. 钩椎关节　2. 关节突关节　3. 第 7 颈椎棘突　4. 气管透亮影　5. C_5~C_6 颈椎间隙　6. 第 3 颈椎椎体　7. 第 2 颈椎齿突

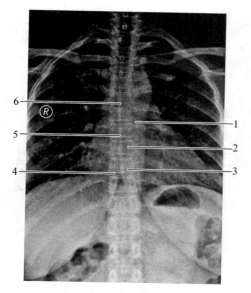

图 7-2 脊柱胸、腰段正位 X 线片
1. 胸肋关节 2. 第 8 胸椎椎弓根 3. 第 9 胸椎椎体 4. T_9~T_{10} 胸椎间隙 5. 第 7 胸椎棘突 6. 气管权

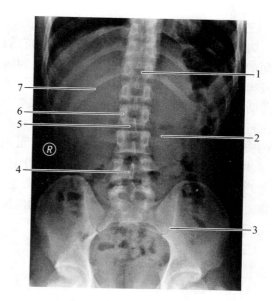

图 7-3 脊柱胸、腰、骶段正位 X 线片
1. 第 12 胸椎体 2. 第 3 腰椎横突 3. 骶髂关节 4. 第 4 腰椎棘突 5. L_2~L_3 腰椎间隙 6. 第 2 腰椎椎弓根 7. 第 12 肋

于关节突的前缘。椎间孔的形状一般呈长椭圆形。胸、腰椎的椎间孔在侧位片上可见,是双侧重叠的影像(图 7-4、图 7-5)。

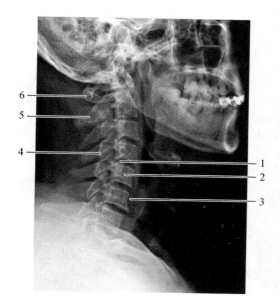

图 7-4 脊柱颈段侧位 X 线片
1. C_4~C_5 颈椎间隙 2. 第 5 颈椎椎体 3. 颈椎前软组织 4. 关节突关节 5. 第 2 颈椎棘突 6. 寰椎后弓

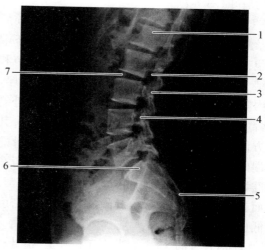

图 7-5 脊柱腰段侧位 X 线片
1. 第 1 腰椎体 2. 椎间孔 3. 关节突关节 4. 椎弓根 5. 骶正中棘 6. 第 1 骶椎体 7. L_2~L_3 腰椎间隙

（二）胸廓的 X 线解剖

胸廓由 12 块胸椎、12 对肋、1 块胸骨和它们之间的连结共同构成。在正位胸片上，胸骨和纵隔及胸椎重叠，不易分辨。

肋骨起于胸椎的两侧，肋骨的后段呈水平向外走行，前段自外上向内下倾斜走行，二者呈重叠着的交叉影。肋骨的前段扁薄，肋骨的后段虽细但厚，影像致密，上缘锐利清晰。肋软骨未钙化时，肋骨的前端显示为游离端，肋软骨钙化时方显影。正常时两侧肋骨和肋间隙对称，肋骨前段的间隙较宽，肋骨后段的间隙较窄（图 7-6）。

（三）上肢骨及其连结的 X 线解剖

1. 上肢骨的 X 线解剖

（1）锁骨的 X 线解剖：在正位 X 线片上，锁骨位于胸廓的前上部，重叠在肺尖部，略呈"~"形，内侧端呈方形，与胸骨柄的锁切迹构成胸锁关节，外侧端较扁，与肩胛骨的肩峰构成肩锁关节（图 7-7）。

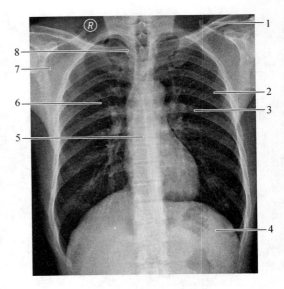

图 7-6　胸廓正位 X 线片
1. 锁骨　2. 第 3 前肋　3. 第 7 后肋　4. 膈　5. 胸椎　6. 肋间隙　7. 肩胛骨　8. 胸锁关节

（2）肩胛骨的 X 线解剖：在正位 X 线片上，肩胛骨呈倒置的三角形，覆盖于第 2 到第 7 肋区，与锁骨、肋骨和肺部影重叠。肩胛骨的上角位于锁骨影的上方，下角圆钝致密，外侧角影粗大致密，朝向外侧的浅窝为关节盂，关节盂的前后缘呈浅弧形致密线，连成长椭圆形关节面。外侧缘由下角向外上方延伸，呈宽厚的致密影，内侧缘骨质菲薄，甚至见不到影像，肩胛骨的上缘短而薄，阴影较淡，只显示其内侧部分，呈略微上斜的致密线横行至上角，外侧端呈屈指状的致密影为喙突。喙突上方的较大斜形影是肩胛冈，其外侧端为肩峰（图 7-7）。

（3）肱骨的 X 线解剖：常规的 X 线片是前后位及侧位，肱骨上端的 X 线片应包括肩关节，下端应包括肘关节。肱骨上端可见肱骨头，大结节和小结节的影像。肱骨干的中段最细，骨密质最厚，前内侧缘有滋养管呈透亮线。肱骨干的中部外侧缘骨质厚而隆起，表面不整齐，为三角肌粗隆，其下方偶尔可见桡神经沟的影像（图 7-7）。肱骨的下端向两侧明显增宽，可见内、外上髁、肱骨滑车和肱骨小头的影像。肱骨下端的前面有冠突窝，后面有鹰嘴窝，两窝相对，其间的骨质很薄，密度较低（图 7-8）。

（4）前臂骨的 X 线解剖：在正位片上，桡骨和尺骨并行，桡骨在外侧，尺骨在内侧。桡骨头呈圆盘状，桡骨颈下方的内侧缘显示三角致密影为桡骨粗隆的影。桡骨体的内侧缘薄锐。桡骨的下端膨大，它向外下方伸出的尖部为桡骨的茎突影。

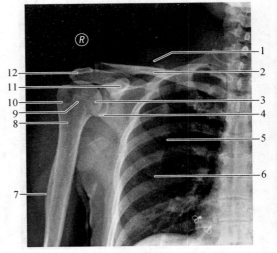

图 7-7　肩关节 X 线片
1. 肩胛骨上角　2. 锁骨　3. 肱骨头　4. 关节盂　5. 肩胛骨内侧缘　6. 肩胛骨下角　7. 三角肌粗隆　8. 肱骨外科颈　9. 小结节　10. 大结节　11. 喙突　12. 肩峰

桡骨下端远侧的致密边缘是腕关节面。尺骨的上端大而不规则，有鹰嘴和冠突影，冠突下方的粗糙致密影为尺骨粗隆的影。尺骨体的外缘锐利。尺骨的下端变细，尺骨头的内后方有尺骨茎突影（图7-8）。

（5）腕骨的X线解剖：在正位片上，8块腕骨排成远近两列，构成一掌面凹陷的腕骨沟。手舟骨、月骨和三角骨，形成一凸向近侧的弧形带状影，与桡、尺骨的远侧面相对。豌豆骨呈圆形，与三角骨重叠。大、小多角骨的近侧缘与手舟骨相对，远侧缘分别与第1、2掌骨底相对。头状骨与第3掌骨底相对，钩骨与第4、5掌骨底相对。钩骨钩呈致密的圆圈影重叠于钩骨的影像内（图7-9）。

（6）掌骨、指骨的X线解剖：在正位片上，掌骨底略呈方形阴影，掌骨头的阴影呈球形。远节指骨的末端呈膨大的阴影，为甲粗隆（图7-9）。

2. 上肢关节的X线解剖

（1）肩关节的X线解剖：肩关节由肱骨头与肩胛骨的关节盂构成。在正位片上，肱骨头为半球状膨大的阴影，关节盂呈纵向环状线阴影，二者重叠形成梭形的致密影。肱骨头的关节面与关节盂前缘之间的灰色弧形带是清晰显示的肩关节间隙（图7-7）。

（2）肘关节的X线解剖：肘关节由肱骨的下端与尺、桡骨的上端构成，包括肱尺关节、肱桡关节和桡尺近侧关节。常规的X线片包括伸肘前后位及屈肘90°的侧位。正位片上肱桡关节的间隙清晰，呈下凹的浅弧形。肱尺关节的间隙由于有尺骨的滑车切迹重叠而变暗，呈上凹的弧形，故而正位片上肘关节的间隙呈波浪状。屈肘侧位片上，肱尺关节的间隙清晰，呈半环形，前为冠突，后为鹰嘴。肱桡关节的前面清晰，后面部分和尺骨的冠突相重叠（图7-8、图7-10）。

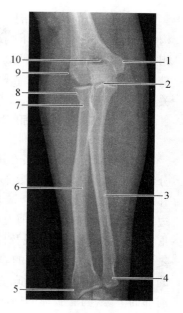

图7-8　肘关节和前臂骨正位X线片
1. 内侧髁　2. 冠突　3. 尺骨体
4. 尺骨头　5. 桡骨茎突　6. 桡骨体　7. 桡骨颈　8. 桡骨头
9. 外侧髁　10. 冠突窝

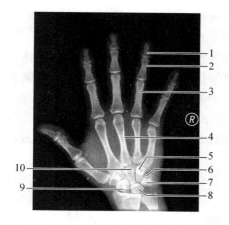

图7-9　手骨及腕关节正位X线片
1. 远节指骨　2. 中节指骨　3. 近节指骨　4. 掌骨　5. 钩骨　6. 三角骨　7. 豌豆骨　8. 月骨　9. 手舟骨　10. 头状骨

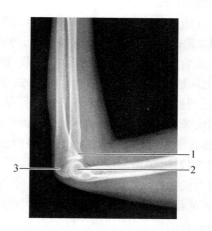

图7-10　肘关节侧位X线片
1. 冠突　2. 肱骨滑车　3. 鹰嘴

(3) 腕关节的 X 线解剖：腕关节由桡骨的下端与尺骨头下方的关节盘和手舟骨、月骨和三角骨构成。在正位片上，桡骨下端远侧的致密边缘是腕关节面，与它相对的腕骨是手舟骨和月骨，其间相隔的透亮带是桡腕关节间隙的外侧半。尺骨头的远侧与三角骨相对，两者之间有较宽的透亮区，是桡腕关节间隙的内侧半和桡尺远侧关节的关节间隙。因分隔这两个关节的关节盘不显影，所以关节间隙显得特别宽阔(图 7-9)。

(四) 下肢骨及其连结的 X 线解剖

1. 下肢骨的 X 线解剖

(1) 髋骨的 X 线解剖：在正位的 X 线片上，构成髋骨的髂骨、耻骨和坐骨体融合于髋臼，可清晰分辨。髂骨翼内侧 1/4 的影像与骶骨的影像重叠，外侧 3/4 因有髂窝而较透亮。髂嵴的阴影较致密，边缘不光滑，外侧可见髂前上棘的影，髂后上棘则重叠于骶骨影内。弓状线及骨盆腔的内侧壁形成复合影像，外侧可见弧形的髋臼阴影。髋臼阴影的上段粗而致密，中段较细，它向下绕过髋臼切迹前部的下缘，与耻骨体的内面形成一条 "U" 形的致密线，称为泪滴线 (Koehler 泪滴)。髋臼内下方的透亮影为闭孔。闭孔影的上界是耻骨上支，外侧界是坐骨体的下份，坐骨结节的阴影与其重叠。坐骨棘的阴影呈三角形突向盆腔(图 7-11)。

(2) 股骨的 X 线解剖：在正位片上，股骨头近似圆形，其内上方有一浅凹为股骨头凹，其外缘与股骨颈相连。股骨颈外上方的突起阴影是大转子，内下方的半圆形阴影是小转子。自大转子的根部行向小转子上缘的致密线为转子间嵴(图 7-11)。股骨的下端膨大，在正位片上可显示股骨内、外髁

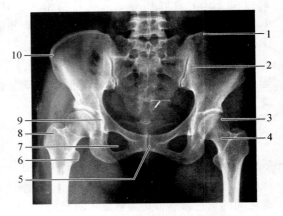

图 7-11　骨盆及髋关节正位 X 线片
1. 髂嵴　2. 骶髂关节　3. 股骨头　4. 股骨颈　5. 耻骨联合　6. 小转子　7. 闭孔　8. 大转子　9. 泪滴线　10. 髂前上棘

的关节面。侧位片上，股骨的下端向后下倾斜，股骨的两髁重合。股骨全长并不垂直，在侧位片上可见明显的弯曲(图 7-12)。

(3) 髌骨的 X 线解剖：在正位片上显示的髌骨为倒三角形，在侧位片上髌骨近似前后扁的四边形，前面粗涩略凸，后面光滑覆有关节软骨，与股骨的髌面相对应(图 7-12)。

(4) 小腿骨的 X 线解剖：在正位片上胫、腓骨并行，长度相同，上、下端部分重叠，于骨干部分开。胫骨上端的两侧为内、外侧髁。内、外侧髁之间有嵴状的隆起为髁间隆起。胫骨的内、外侧髁的下方能见到致密的骺线，正常的胫骨粗隆是内、外侧髁在胫骨上端前面的下部相连形成的骨性隆起，以侧位 X 线片观察最清楚。胫骨干的中部较细，骨密质厚。胫骨的下端膨大，下端的内侧可见内踝。腓骨于侧位片上清楚显示位于胫骨的偏后方，上端为腓骨头，下端膨大形成外踝，位置较内踝低(图 7-12、图 7-13)。

(5) 足骨的 X 线解剖：跗骨 7 块，分前、中、后三列，后列有上方的距骨和下方的跟骨，中列为位于距骨前方的足舟骨，前列为内侧楔骨、中间楔骨、外侧楔骨及跟骨前方的骰骨。在足部的正位片上除距、跟二骨的后部外，其他足骨的轮廓都较清晰。跟骨的前方是骰骨的阴影，呈方形。足舟骨的前面，与内侧、中间和外侧楔骨相对，而外侧楔骨的影较模糊。各骨间的透亮区为关节间隙。第 1、2、3 跖骨底分别与内侧、中间和外侧楔骨的前面相对，第 4、5 跖骨底与骰骨的前面相对，第 5 跖骨底向后外的突出影是第 5 跖骨粗隆。在第 1 跖骨头的阴影内可见与其重叠的两个长圆形的骨影是

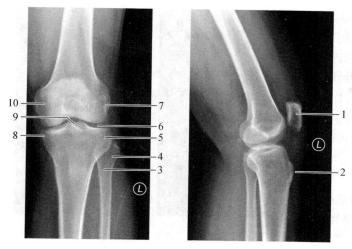

图 7-12 膝关节正侧位 X 线片

1. 髌骨 2. 胫骨粗隆 3. 腓骨颈 4. 腓骨头 5. 胫骨外侧髁 6. 关节间隙 7. 股骨外侧髁 8. 胫骨内侧髁 9. 髁间隆起 10. 股骨内侧髁

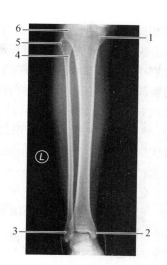

图 7-13 小腿骨正位 X 线片

1. 胫骨内侧髁 2. 内踝 3. 外踝 4. 腓骨颈 5. 腓骨头 6. 胫骨外侧髁

籽骨。趾骨影都较清晰可辨（图 7-14）。

2. 下肢关节的 X 线解剖

（1）骨盆的 X 线解剖：骨盆由左右髋骨和骶、尾骨以及其间的连结构成。在正位片上，骶骨的中线应通过耻骨联合。骶髂关节左右对称，关节间隙的下半部分可以显示，上半部常投影出模糊的双线影。界线的影像在女性呈卵圆形，在男性略呈心形。髂嵴最高点连线的影正好通过第 4、5 腰椎间隙（图 7-11）。

（2）髋关节的 X 线解剖：髋关节由髋臼与股骨头构成。在正位 X 线片上，股骨头大部套在髋臼内，表面光滑，为致密的细弧线。头的中心偏后下部有一小凹陷，是股骨头凹，有时可投影到股骨头弧线的内侧，显示为小环形透亮圈（图 7-11）。

（3）膝关节的 X 线解剖：膝关节由股骨的下端、胫骨的上端和髌骨构成，是人体最大、最复杂的关节。在侧位片上，髌骨的上、下方可见清楚的低密度透亮区，为髌上滑膜囊、髌下滑膜囊的位置。因有髌下脂肪组织的陪衬，髌韧带亦能在侧位片上显影。无论在正位或侧位片上，半月板和交叉韧带在 X 线平片上均不显影，故关节的间隙较宽（图 7-12）。

（4）踝关节的 X 线解剖：踝关节由胫、腓骨的下端与距骨滑车构成。在前后位片上，踝关节的间隙显示清晰，呈八字或鞍形。在踝关节的侧位片上，关节的间隙呈前后走行并向上凸的弧形线。由于内、外踝与距骨阴影重叠而显示不清，距骨的上关节面的前后长度远大于胫骨的下关节面（图 7-15）。

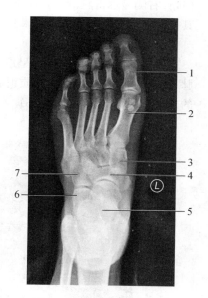

图 7-14 足骨正位 X 线片

1. 趾骨 2. 跖骨 3. 内侧楔骨 4. 足舟骨 5. 距骨 6. 跟骨 7. 骰骨

二、呼吸系统

（一）肺的 X 线解剖

在 X 线胸片上充满气体的两肺表现为均匀一致较透明的区域称为肺野。两侧肺野透明度基本相同,其透明度与肺内所含气体量呈正比。为便于指明病变的部位,常将两侧肺野分别在左右第 2、4 肋骨前端的下缘划连线,将肺部分为上、中、下三个野;再分别沿侧胸壁的弧线纵分,将两肺分为三等分:即内、中、外三带。此外,第 1 肋圈以内的部分称肺尖区,锁骨以下至第 2 肋圈外缘以内的部分称锁骨下区。

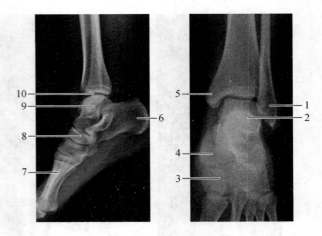

图 7-15　踝关节正、侧位 X 线片
1. 外踝　2. 距骨　3. 内侧楔骨　4. 足舟骨　5. 内踝　6. 跟骨　7. 距骨　8. 足舟骨　9. 距骨　10. 关节间隙

(二) 肺门

肺纵隔面的中央呈椭圆形的凹陷称为肺门,内有肺动脉、肺静脉、支气管、神经、淋巴管、淋巴结等出入并被结缔组织包裹。肺门影就是由这些结构构成,其中以肺动脉为主要成分。在 X 线的正位胸片上,肺门位于两肺中肺野的内带。左肺门略高。两侧肺门可分上、下两部,上、下两部相交所形成的夹角称肺门角,右侧显示得较清楚。在侧位胸片上,两侧肺门大部分重叠,表现为一尾巴拖长的“逗号”影,其拖长的尾巴由两下肺的动脉干形成。

(三) 肺纹理

两侧肺野内自肺门向外呈放射状分布的树枝状影,称为肺纹理。肺纹理主要由肺动脉、肺静脉、支气管、淋巴管及少量间质组成。在正位胸片上,肺纹理自肺门向外延伸,且逐渐变细,至肺野的外带几乎不能辨认(图 7-16)。

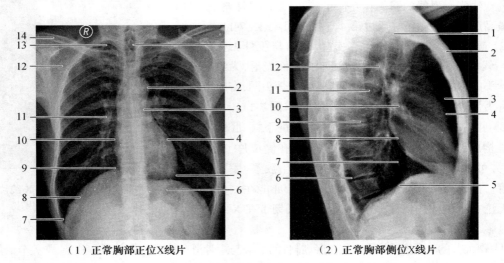

（1）正常胸部正位X线片　　　　（2）正常胸部侧位X线片

图 7-16　正常胸部正、侧位 X 线片

正位片:
1. 气管　2. 主动脉弓　3. 降主动脉　4. 心左缘　5. 心尖　6. 胃泡　7. 肋膈角　8. 膈　9. 心膈角　10. 心右缘　11. 右肺门　12. 肩胛骨　13. 肺尖　14. 锁骨
侧位片:
1. 气管　2. 胸骨角　3. 心前间隙　4. 心前缘　5. 膈　6. 椎间孔　7. 心后间隙　8. 心后缘　9. 椎间隙　10. 肺门　11. 降主动脉　12. 主动脉弓

三、消化系统

(一) 胃的 X 线解剖

解剖学通常将胃分为贲门部、胃底、胃体和幽门部 4 部,而影像学则将胃分为胃底、胃体和幽门部 3 部,没有贲门部。贲门为食管与胃连接部。自贲门连一水平线,以上部分为胃底,它位于左季肋部的左膈下。胃贲门侧的内上缘为胃小弯,最低点弯曲呈角状称角切迹,自角切迹向下画一条至胃的最低点的垂线,线的幽门侧为胃窦部。向上到胃底的下缘为胃体部。

胃的左下缘为胃大弯。胃小弯有小网膜附着较固定,胃大弯有大网膜附着其活动度较大。幽门主要由肌肉形成,其内腔为幽门管,与十二指肠球相连。胃窦部近幽门部称为幽门前区。胃充盈钡剂后,可见胃腔的轮廓。立位时,钡剂充盈于幽门部和胃体下部,气体聚集于胃底和胃体的上部,形成泡状透明影,称胃泡。

胃泡的上缘为呈弧形的薄层软组织影,由胃壁和膈的左侧部相贴共同形成。仰卧位时,胃底和胃体的上部被钡剂充填,气体移至幽门部,胃泡消失。由于胃体置于前凸的腰椎之上,有时钡剂可大部分沉积于胃体的两侧,而胃体的中部充盈不全。俯卧位时,钡剂沉积于幽门部和胃体,气体又移至胃底(图 7-17)。

胃的充盈像显示:胃小弯和胃大弯下部的轮廓光滑、整齐,角切迹明显,左右对称。胃大弯中部的边缘多呈锯齿状,系粗大的横、斜行的黏膜皱襞所致。有时在此区域内还可见到一个由脾或结肠左曲引起的浅压迹。幽门部的远侧为幽门。幽门是一短管,长约 0.5cm,平时关闭,开放时其最大宽径可达 1cm。

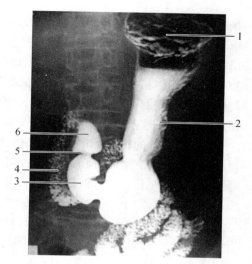

图 7-17　胃和十二指肠 X 线钡剂造影片
1. 胃底　2. 胃体　3. 胃窦　4. 十二指肠降部　5. 幽门　6. 十二指肠球

服少量钡剂后观察,可见胃各部的黏膜皱襞像。皱襞间的沟内充以钡剂,呈条纹状致密影,皱襞则呈条状透明影。胃底的黏膜皱襞粗大、弯曲,呈不规则的网格状影像。贲门部的皱襞与胃底处的相似。胃小弯侧的皱襞整齐,与胃小弯平行,有 4~5 条,它们至角切迹处,部分呈扇形斜向胃大弯,部分继续随胃小弯至胃窦的上缘。胃大弯附近的黏膜皱襞宽阔、弯曲,多为斜行或横行,故影像呈锯齿状。幽门部的黏膜皱襞较狭细,多数为纵行,少数为斜行或横行。

双对比造影能清晰显示胃黏膜面的胃小区和胃小沟的形态。胃小区是胃黏膜表面的微小皱褶,是由周围很浅的胃小沟围成的隆起部分。由于钡剂存留于胃小沟内,从而衬托出透明的胃小区影。胃小区一般呈圆形、椭圆形或多角形,大小为 1~3mm。胃小沟的粗细一致,宽度在 1mm 以下,密度淡而均匀。胃小区多在胃窦部显影,而在胃体、胃底部则难以显示。

胃的形态可因张力、体位、体型和充盈程度等因素的影响而有所不同,其中张力的影响尤为明显。张力是指平滑肌轻微而持续的收缩力,它能使空腔器官保持一定的形态和位置。立位时,中等充盈的胃,一般可分为角型胃、钩型胃、瀑布型胃和长型胃 4 种类型(图 7-18)。

(二) 小肠的 X 线解剖

小肠分为十二指肠、空肠和回肠 3 部。解剖学将十二指肠分上部、降部、水平部和升部 4 部,而影像学则将其分为球部、降部、水平部和升部。其中球部是指十二指肠上部的近侧与幽门相连

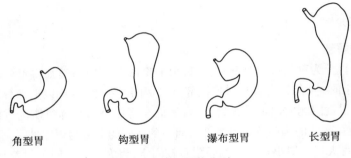

角型胃　　　　　钩型胃　　　　瀑布型胃　　　长型胃

图 7-18　胃的分型

接的一段肠管,长约 2.5cm,其肠壁薄,管径大,黏膜面光滑平坦,无环状襞。球部与降部之间的一段肠管为球后部。十二指肠充盈钡剂后,十二指肠球呈锥形或三角形,三缘整齐,其底的中部与幽门相接,顶部多指向右上方。十二指肠球的左上缘称小弯缘,右下缘称大弯缘。两缘与底的夹角大致对称,分别称左穹窿和右穹窿。侧位投照时,可显示十二指肠球的前、后壁。十二指肠球的形状与体型有关,矮胖型者,多呈宽而短的三角形,顶部朝向右后方;瘦长型者,常呈长而窄的三角形,顶部向上;适中型者,球的长径略大于宽径,顶部多朝向右上方。

　　十二指肠球的轮廓光滑整齐,黏膜皱襞为纵行的条纹状影,自球的基底部向顶部集中。当十二指肠球处于松弛状态时,钡剂可暂时存留于左、右穹窿或球的基底部。十二指肠充盈时,降部至升部肠管的边缘呈锯齿状。钡剂排泄后,当肠管舒张时,其黏膜皱襞常呈羽毛状。当肠管收缩时,黏膜皱襞常显纵行。十二指肠的蠕动,在十二指肠球表现为整体缩小,其他各部为波浪式推进。

　　空肠的蠕动较强,钡剂通过较快,黏膜皱襞高而密集,当钡剂充盈时,常显羽毛状影像,但其形状可随功能状态的不同而改变。当收缩时,黏膜皱襞呈与长轴平行的细条状;舒张时呈弹簧状;当钡剂通过后,呈雪花状。

　　回肠的蠕动较弱,钡剂通过缓慢。造影时,其上段的影像与空肠相似,下段因黏膜皱襞低而稀少,常被钡剂展平,故皱襞影像不明显,常形成边缘光滑的腊肠样影像。回肠末端的肠腔较细,斜向右上方,有时可见 2~3 条纵行的黏膜皱襞影(图 7-19)。

(三) 大肠的 X 线解剖

　　大肠是消化管的下段,全长约 1.5m,全程围绕在空、回肠的周围,可分为盲肠、阑尾、结肠、直肠和肛管 5 部分。结肠和盲肠具有结肠带、结肠袋和肠脂垂 3 种特征性结构。盲肠是大肠的起始部,长 6~8cm,其下端为盲端,上续升结肠,左侧与回肠相连接。阑尾是附属于盲肠的一段肠管,形似蚯蚓,又称蚓突。其长度因人而异,一般长 6~8cm。结肠是介于盲肠与直肠之间的一段大肠,整体呈"M"形。结肠分为升结肠、横结肠、降结肠和乙状结肠 4 部分。升结肠长约 15cm,在右髂窝处,起自盲肠的上端,沿腰方肌和右肾的前面上升至肝右叶的下方,转折向左前下方移行于横结肠,转折处的弯曲称结肠右曲,或称肝曲。横结肠长约 50cm,起自结肠右曲,先行向左前下方,后略转向左后上方,形成一略向下垂的弓形弯曲。至左季肋区,在脾的脏面下份处,折转成结肠左曲,或称脾曲,向下续于降结肠。降结肠长约 20cm,起自结肠左曲,沿左肾外侧缘和腰方肌的前面下降,至左

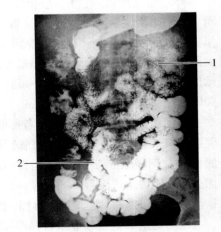

图 7-19　空、回肠 X 线钡剂造影片
1.空肠　2.回肠

髂嵴处续于乙状结肠。乙状结肠长约 45cm,在左髂嵴处起自降结肠,沿左髂窝转入盆腔内,全长呈"乙"字形弯曲,至第 3 骶椎平面续于直肠。直肠在第 3 骶椎的前方起自乙状结肠,沿骶、尾骨的前面下行,穿过盆膈移行于肛管。观察大肠的形态结构,多采用钡剂灌肠,钡剂灌肠是用压力将钡剂由肛门灌入大肠,使大肠各部在短时间内很快充盈、扩张和伸长。此时,结肠袋暂时消失,钡柱影表面光滑,外形粗大。随着肠内钡剂的扩散,钡柱影的边缘出现结肠袋的影像,使钡柱影的轮廓呈边缘整齐的串珠状。结肠袋是结肠的特征性结构,其数目、深浅和位置,可随结肠功能状态的不同而改变。一般情况下盲肠的结肠袋最深、最大,升结肠的结肠袋较多而深,横结肠的最为整齐和典型,降结肠以下逐渐减少和变浅,至乙状结肠后则接近消失;纵行肌收缩时,结肠袋明显,纵行肌松弛时结肠袋不典型。直肠的边缘光滑,没有结肠带,但在直肠壶腹的两侧缘可见与直肠横襞位置一致的 1~2 个凹陷影(图 7-20)。

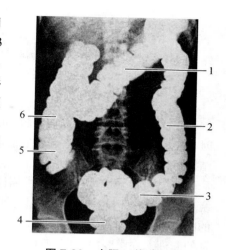

图 7-20　大肠 X 线造影
1. 横结肠　2. 降结肠　3. 乙状结肠
4. 直肠　5. 盲肠　6. 升结肠

四、泌尿系统

(一)肾的 X 线解剖

在 X 线平片中,肾由于周围有脂肪的衬托,一般可显示出肾的轮廓。肾密度均匀,位于脊柱的两侧,上端略尖,朝向内上,下端圆钝,朝向外下,外侧缘光滑,略呈波浪状,内侧缘中部的凹陷为肾门。在侧位片上,肾影一般在脊柱前缘的后方,内侧缘朝前,外侧缘朝后,上极较下极靠后。肾小盏、肾大盏和肾盂在 X 线的平片中尚不能显示。造影后,肾小盏分为体部和穹窿部,体部又称漏斗部,是与肾大盏相连的短管,管的远端为穹窿部,其顶端有由于肾乳头突入而形成杯口状凹陷,杯口的两侧缘是尖锐的肾小盏穹窿。肾大盏的边缘整齐,呈管状。正常的肾小盏、肾大盏的形态有很大差异,有的粗短,有的细长,数目亦常不相同,两侧也不对称。肾盂略呈三角形,上缘隆凸,下缘微凹,边缘较整齐。正常肾盂的形态变异很大,常呈喇叭状,少数呈分支状或壶腹状(图 7-21)。

(二)输尿管的 X 线解剖

输尿管为细长略扁的肌性管道,在 X 线的平片中,输尿管不能显示。在输尿管的造影像上,它呈细长的条状致密影,边缘光滑,走向可迂曲、折叠,也可因蠕动波而呈中断不连续的影像(图 7-21)。

(三)膀胱的 X 线解剖

膀胱是储存尿液的肌性囊状器官,其形状、大小、位置和壁的厚度随尿液的充盈程度而异。在 X 线的平片中,可见到膀胱的阴影,膀胱在充盈时较清晰。膀胱造影可显示膀胱的内腔。膀胱充盈时,横置在耻骨联合的上方,其边缘光滑整齐,密度均匀。男性的膀胱呈长圆形,女性的膀胱呈扁圆形。膀胱的顶部可略凹陷,为乙状结肠或子宫压迹。膀胱充盈不全时,其粗大的黏膜皱襞导致其边缘不整齐而呈锯齿状(图 7-21)。

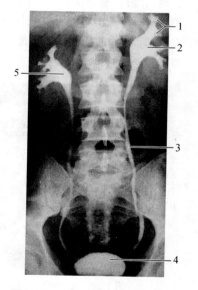

图 7-21　肾盂、输尿管和膀胱造影像(经静脉注入造影剂)
1. 肾小盏　2. 肾大盏　3. 输尿管
4. 膀胱　5. 肾盂

第二节　正常人体腹、胸部 CT 解剖学

一、腹部的 CT 解剖

在横断层面,胸部的断面和腹部的断面可同时存在,二者以膈分界。膈包绕腹腔内的器官和结构,其周围为胸腔器官和结构。

该层面在胸腔内可见心尖,周围有心包围绕。胸腔的后部,左、右肺下叶呈月牙形,其周围的间隙是胸膜腔。椎体的前方是胸主动脉和食管的断面。在腹腔内,肝断面位于右侧,胃底位于左侧。左、右半肝均显示。下腔静脉位于左、右半肝分界处的后缘,其左侧、前、右侧分别有肝左静脉、肝中静脉和肝右静脉注入,此即第二肝门,多出现于此层面(图 7-22)。

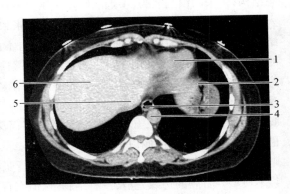

图 7-22　经胃底的横断层面 CT 图
1. 心尖　2. 胃　3. 食管　4. 胸主动脉　5. 下腔静脉　6. 肝

该层面在腹腔内的右侧半为肝的断面,左侧半为胃和脾的断面。肝断面的左后缘有下腔静脉,下腔静脉的左前方与静脉韧带裂之间为肝的尾状叶断面。右半肝包括右前叶和右后叶。左半肝包括左内叶和左外叶。胃底较上一层面变大,其左侧的脾断面首次出现,呈新月形。椎体的左前方有胸主动脉的断面,胸主动脉的前方和两侧有左、右膈脚向后方延伸(图 7-23)。

该层面在腹腔内的右侧半仍为肝的剖面,左侧半仍为胃和脾的断面。该层面出现了胆囊位于胆囊窝内,肝圆韧带裂位于肝断面的前方。二者之间为肝的左内叶。肝圆韧带裂的左侧为肝左外叶。下腔静脉的左前方与静脉韧带裂之间仍为肝的尾状叶断面。右半肝为右前叶和右后叶。在此断面上,左、右肾上腺的上极断面出现,呈窄条状影。右肾上腺位于肝的右后叶与右膈脚之间,左肾上腺位于胃与左膈脚之间。椎体的左前方有胸主动脉的断面,胸主动脉的前方和两侧有左、右膈脚(图 7-24)。

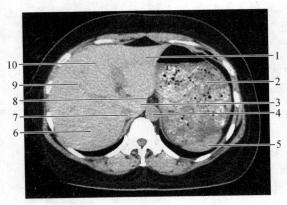

图 7-23　经脾的横断层面 CT 图
1. 肝左外叶　2. 胃　3. 肝尾状叶　4. 胸主动脉　5. 脾　6. 肝右后叶　7. 下腔静脉　8. 静脉韧带裂　9. 肝右前叶　10. 肝左内叶

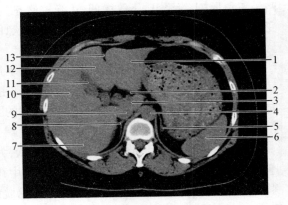

图 7-24　经胆囊的横断层面 CT 图
1. 肝左外叶　2. 静脉韧带裂　3. 肝尾状叶　4. 胸主动脉　5. 左肾上腺　6. 脾　7. 肝右后叶　8. 右肾上腺　9. 下腔静脉　10. 肝右前叶　11. 胆囊　12. 肝左内叶　13. 肝圆韧带裂

　　该层面在腹腔内肝的剖面减小,肝位于断面的右侧半。左半肝仅剩一小部分,分为左内叶及左外叶。右半肝分为右前叶和右后叶。胆囊的断面减小,呈近似圆形的囊腔。左侧半仍为胃和脾的断面。左、右肾上极断面在此层面出现,呈椭圆形影。右肾位于肝的右后叶与右膈脚之间,而右肾上腺则消失。左肾位于胃、脾与左膈脚之间,其前方有左肾上腺,呈三枝形。椎体的左前方,下腔静脉的左侧有腹主动脉的断面,该处正是膈的主动脉裂孔,在腹主动脉的两侧有膈脚向后延伸,一直延续到椎体的两侧,腹主动脉的前方无膈(图7-25)。

　　在该层面上,胃横卧于腹腔的前部。肝的断面进一步变小,位于断面的右侧,仅有右半肝,分为右前叶和右后叶。左半肝消失。脾断面变小,位于断面的左侧。左、右肾断面变大,呈椭圆形影。左肾上腺亦消失。胰断面位于腹后壁的前方,分为胰头、胰体和胰尾。在胰体和胰尾的后方,连与脾门的血管为脾静脉。椎体的左前方可见腹主动脉的断面(图7-26)。

　　该层面上腹腔的前部为肠管。肝和脾的断面很小,胰消失。该断面恰经肾门,肾门伸入肾实质内的凹陷为肾窦,左肾门的前内侧有肾静脉(图7-27)。

　　该层面腹腔内主要为肠管,仅有肾下极的断面位于腰大肌的两侧(图7-28)。

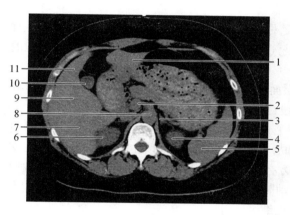

图7-25　经肾上极的横断层面CT图
1.肝左外叶　2.下腔静脉　3.左肾上腺　4.左肾上极　5.脾　6.右肾上极　7.肝右后叶　8.腹主动脉　9.肝右前叶　10.胆囊　11.肝左内叶

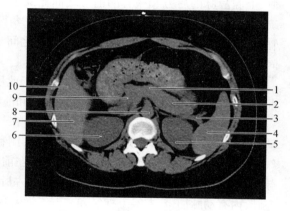

图7-26　经胰的横断层面CT图
1.胰体　2.胰尾　3.脾静脉　4.脾　5.左肾　6.右肾　7.肝右后叶　8.腹主动脉　9.胰头　10.肝右前叶

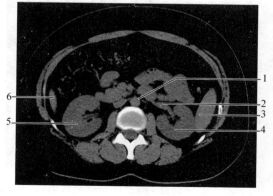

图7-27　经肾门的横断层面CT图
1.腹主动脉　2.左肾静脉　3.脾　4.左肾　5.右肾　6.肝右后叶

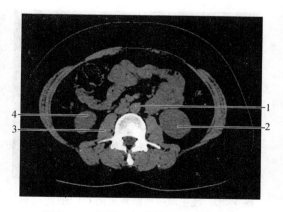

图7-28　经肾下极的横断层面CT图
1.腹主动脉　2.左肾　3.腰大肌　4.右肾

二、胸部的 CT 解剖

在纵隔区内，气管位于中间，其断面呈卵圆形，右侧紧贴右侧纵隔胸膜。前方和左侧毗邻的是头臂干、左颈总动脉和左锁骨下动脉，左后方为食管。头臂干的右侧是右头臂静脉，前方为左头臂静脉。

在胸膜肺区内，肺为左、右肺的上叶。此层面肺段的划分左肺为尖后段（SⅠ+Ⅱ），右肺为尖段（SⅠ）（图 7-29）。

在纵隔区内，气管仍位于中间，其断面呈卵圆形，右侧紧贴右侧纵隔胸膜。前方和左侧毗邻的是上腔静脉和主动脉弓。在主动脉弓的右侧、上腔静脉的后方和气管的前方之间充满了

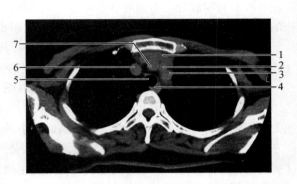

图 7-29　经左、右头臂静脉横断层面 CT 图（纵隔窗）
1. 左头臂静脉　2. 左颈总动脉　3. 左锁骨下动脉
4. 食管　5. 气管　6. 右头臂静脉　7. 头臂干

疏松结缔组织，在 CT 图像上为一低密度的三角区，称气管前间隙。食管仍位于气管的左后方。食管与胸椎椎体之间有胸导管。气管和脊柱之间是气管后间隙。胸骨的后方和大血管前方之间的间隙是血管前间隙。

在胸膜肺区内，肺仍为左、右肺的上叶。此层面肺段的划分是：左肺上叶为尖后段（SⅠ+Ⅱ）和前段（SⅢ），右肺上叶为尖段（SⅠ）、后段（SⅡ）和前段（SⅢ）（图 7-30）。

在纵隔区内，气管分为左、右主支气管。在气管的分杈处可见气管隆嵴，气管杈的前方有升主动脉，右主支气管的右前方为上腔静脉，其右侧和后方可见奇静脉弓，向前注入上腔静脉。左主支气管的左后方有食管。食管的左侧，椎体的左前方有胸主动脉。升主动脉与胸主动脉之间是主动脉 - 肺动脉窗。该窗位于主动脉弓的下方和左肺动脉之间，其右侧为气管的下端和食管，其左侧为左肺，内有动脉韧带、左喉返神经和左下气管旁淋巴结等结构。

在胸膜肺区内，左、右肺均为上、下叶。此断面肺段的划分是：右肺上叶为尖段（SⅠ）、后段（SⅡ）和前段（SⅢ），右肺下叶为上段（SⅥ）；左肺上叶为前段（SⅢ）和尖后段（SⅠ+Ⅱ），左肺下叶为上段（SⅥ）（图 7-31）。

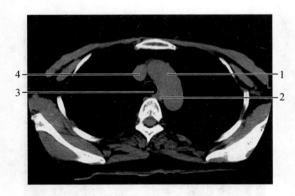

图 7-30　经主动脉弓横断层面 CT 图（纵隔窗）
1. 主动脉弓　2. 食管　3. 气管　4. 上腔静脉

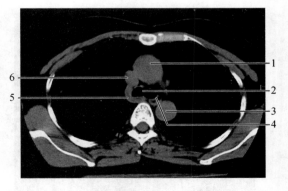

图 7-31　经主动脉 - 肺动脉窗横断层面 CT 图（纵隔窗）
1. 升主动脉　2. 气管隆嵴　3. 胸主动脉　4. 食管
5. 奇静脉弓　6. 上腔静脉

在纵隔区内,右主支气管的前方为上腔静脉,上腔静脉的前方为升主动脉,左主支气管的左侧是左肺动脉干,后方为食管和胸主动脉,气管杈向下至右肺动脉下缘之间的是隆嵴下间隙。隆嵴下间隙的前界为右肺动脉,后界为食管和奇静脉,两侧界为左、右主支气管,其内有气管支气管下淋巴结。

在胸膜肺区内,左、右肺均为上、下叶。此断面肺段的划分是:右肺上叶为后段(SⅡ)和前段(SⅢ),右肺下叶为上段(SⅥ);左肺上叶为前段(SⅢ)和尖后段(SⅠ+Ⅱ),左肺下叶为上段(SⅥ)(图7-32)。

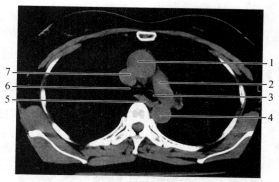

图7-32 经左肺动脉横断层面 CT 图(纵隔窗)
1.升主动脉 2.左肺动脉 3.左主支气管 4.胸主动脉 5.食管 6.右主支气管 7.上腔静脉

在纵隔区内,升主动脉位于前方,肺动脉干和右肺动脉呈弧形位于升主动脉的左后方,上腔静脉的后方为右肺中间支气管,食管和胸主动脉位于胸椎的左侧,左主支气管分为左肺上、下叶支气管。在胸膜肺区内,与上一个选择横断层面相似(图7-33)。

在纵隔区内,升主动脉的起始部位于中间,其右侧为右心房,前方和左侧为右心室,后方为左心房。左心房的后方为食管和胸主动脉。

在胸膜肺区内,右肺为上叶、中叶和下叶,左肺为上叶和下叶。此断面肺段的划分是:右肺上叶为前段(SⅢ),中叶为外侧段(SⅣ)和内侧段(SⅤ),下叶为内侧底段(SⅦ)、前底段(SⅧ)、外侧底段(SⅨ)和后底段(SⅩ);左肺上叶为上舌段(SⅣ)和下舌段(SⅤ),左肺下叶为内前底段(SⅦ+Ⅷ)、外侧底段(SⅨ)和后底段(SⅩ)(图7-34)。

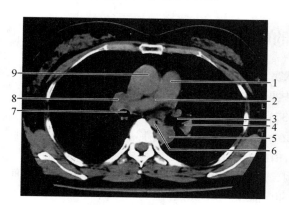

图7-33 经肺动脉干和右肺动脉横断层面 CT 图(纵隔窗)
1.肺动脉干 2.右肺动脉 3.左肺上叶支气管 4.左肺动脉 5.胸主动脉 6.食管 7.右肺中间支气管 8.上腔静脉 9.升主动脉

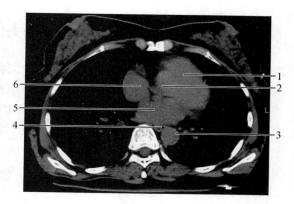

图7-34 经升主动脉起始部横断层面 CT 图(纵隔窗)
1.右心室 2.升主动脉 3.胸主动脉 4.食管 5.左心房 6.右心房

在纵隔区内,4个心腔均出现,右半心位于右前方,右心室呈三角形,左半心位于左后方,左心室呈半卵圆形,左心房的后方为食管和胸主动脉。

在胸膜肺区内,右肺为中叶和下叶,左肺为上叶和下叶。此断面肺段的划分是:右肺中叶为外侧段(SⅣ)和内侧段(SⅤ),下叶为内侧底段(SⅦ)、前底段(SⅧ)、外侧底段(SⅨ)和后底段

（SX）；左肺上叶为下舌段（SV），左肺下叶为内前底段（SVII+VIII）、外侧底段（SIX）和后底段（SX）（图 7-35）。

在纵隔区内，有右心室和左心室，左心房消失，下腔静脉开口于右心房，食管和胸主动脉位于胸椎的左侧。

在胸膜肺区内，右肺为中叶和下叶，左肺为上叶和下叶。此断面肺段的划分是：右肺中叶为内侧段（SV），下叶为内侧底段（SVII）、前底段（SVIII）、外侧底段（SIX）和后底段（SX）；左肺上叶为下舌段（SV），左肺下叶为内前底段（SVII+VIII）、外侧底段（SIX）和后底段（SX）（图 7-36）。

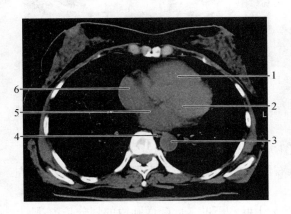

图 7-35　经四腔心横断层面 CT 图（纵隔窗）
1. 右心室　2. 左心室　3. 胸主动脉　4. 食管　5. 左心房　6. 右心房

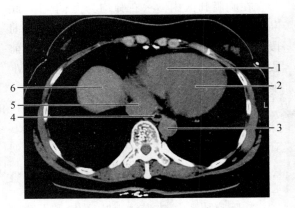

图 7-36　经下腔静脉横断层面 CT 图（纵隔窗）
1. 右心室　2. 左心室　3. 胸主动脉　4. 食管　5. 下腔静脉　6. 肝

第三节　正常人体头部的 CT 和 MRI 解剖

在大脑纵裂内有大脑镰，其前后两端有上矢状窦。大脑半球的外侧面由前向后依次为额上回、额中回、中央前沟、中央前回、中央沟、中央后回、中央后沟和顶上小叶。大脑半球的内侧面由前向后依次为额内侧回、中央旁沟和中央旁小叶（图 7-37）。

半卵圆中心位于中线的两侧，是一个髓质广泛分布的区域，由投射纤维、连合纤维和联络纤维组成，形似半卵圆形。大脑半球的外侧面由前向后依次为额上回、额上沟、额中回、额下沟、额下回、中央前沟、中央前回、中央沟、中央后回、中央后沟、缘上回、角回和顶上小叶。大脑半球的内侧面由前向后依次为额内侧回、中央旁沟、中央旁小叶和楔前叶（图 7-38）。

侧脑室的中央部位于透明隔和尾状核之间。胼胝体将大脑纵裂分为前、后两部分。大脑半球的外侧面由前向后依次为额上回、额上沟、额中回、额下沟、额下回、中央前沟、中央前回、中央沟、中央后回、中央后沟、缘上回、角回和顶上小叶。在大脑半球的内侧面，胼胝体膝的前方为扣带回，胼胝体压部的后方依次为扣带回、楔前叶和楔叶（图 7-39）。

侧脑室的中央部、下角和后角三者汇合处称侧脑室三角区。侧脑室前角的外侧为尾状核头，前方为胼胝体，内侧为透明隔。胼胝体膝的前方为扣带回。胼胝体压部的后方依次为扣带回、楔前叶和楔叶。尾状核、背侧丘脑和豆状核之间结构为内囊。豆状核的外侧依次为外囊、屏状核、最外囊和岛叶。大脑半球的外侧面由前向后依次为额上回、额上沟、额中回、额下沟、额下回、中央前沟、中央前回、中央沟、中央后回、中央后沟、缘上回和角回（图 7-40）。

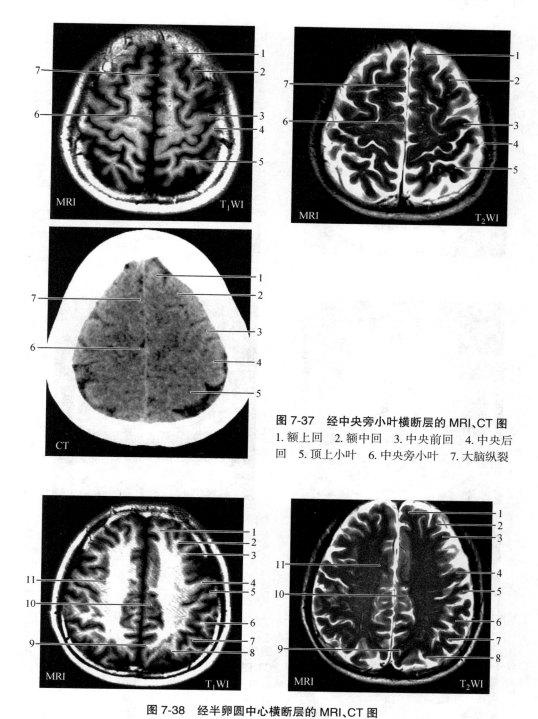

图 7-37 经中央旁小叶横断层的 MRI、CT 图
1. 额上回 2. 额中回 3. 中央前回 4. 中央后回 5. 顶上小叶 6. 中央旁小叶 7. 大脑纵裂

图 7-38 经半卵圆中心横断层的 MRI、CT 图
1. 额上回 2. 额中回 3. 额下回 4. 中央前回 5. 中央后回 6. 缘上回 7. 角回 8. 顶上小叶 9. 楔前叶 10. 中央旁小叶 11. 半卵圆中心

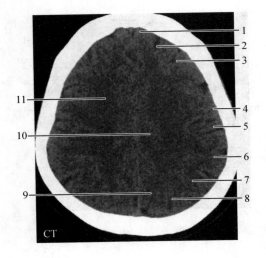

图 7-38（续）

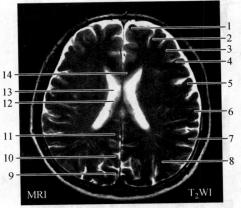

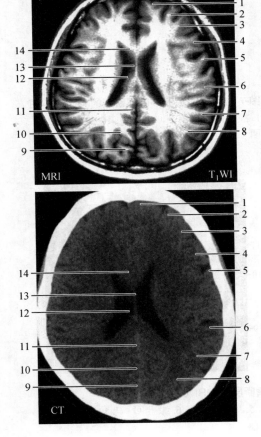

图 7-39 经侧脑室中央部横断层的 MRI、CT 图

1. 额上回 2. 额中回 3. 额下回 4. 中央前回 5. 中央后回 6. 缘上回 7. 角回 8. 顶上小叶 9. 楔叶 10. 楔前叶 11. 扣带回 12. 侧脑室中央部 13. 透明隔 14. 胼胝体膝

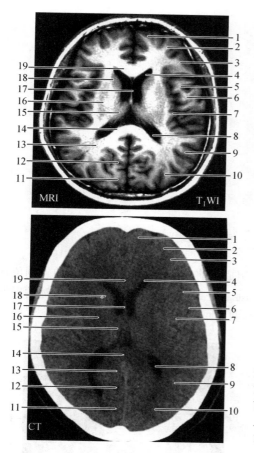

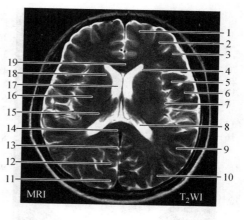

图 7-40　经侧脑室三角横断层的 MRI、CT 图

1. 额上回　2. 额中回　3. 额下回　4. 侧脑室前角　5. 中央前回　6. 中央后回　7. 岛叶　8. 侧脑室三角　9. 缘上回　10. 角回　11. 楔叶　12. 楔前叶　13. 扣带回　14. 胼胝体压部　15. 背侧丘脑　16. 豆状核　17. 透明隔　18. 尾状核头　19. 胼胝体膝

　　侧脑室经室间孔与第三脑室相通。第三脑室位于两侧背侧丘脑之间。穹窿柱与胼胝体膝之间为透明隔,两侧透明隔之间可见一矢状位的纵行裂隙,称透明隔腔,如与侧脑室相交通则称为第五脑室。大脑半球的外侧面由前向后依次为额上回、额上沟、额中回、额下沟、额下回、颞上回、颞中回、颞下回。胼胝体压部的后方依次为扣带回、舌回和楔叶(图 7-41)。

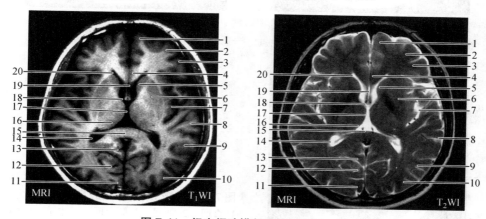

图 7-41　经室间孔横断层的 MRI、CT 图

1. 额上回　2. 额中回　3. 额下回　4. 胼胝体膝　5. 尾状核头　6. 豆状核　7. 岛叶　8. 颞上回　9. 颞中回　10. 颞下回　11. 楔叶　12. 舌回　13. 扣带回　14. 侧脑室后角　15. 胼胝体压部　16. 背侧丘脑　17. 第三脑室　18. 室间孔　19. 透明隔　20. 侧脑室前角

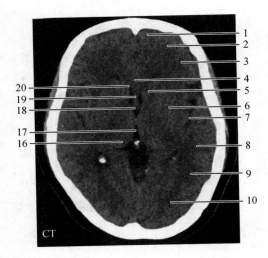

图 7-41（续）

此层面鞍上池呈六角形,由交叉池和脚间池组成。前角延续为大脑纵裂池,前外侧角延续为大脑外侧窝池,后外侧角延续为环池,后角为脚间池。上丘后方的腔隙为四叠体池,池的后方为小脑。额叶有直回和眶回。颞叶有颞上回、颞中回和颞下回(图 7-42)。

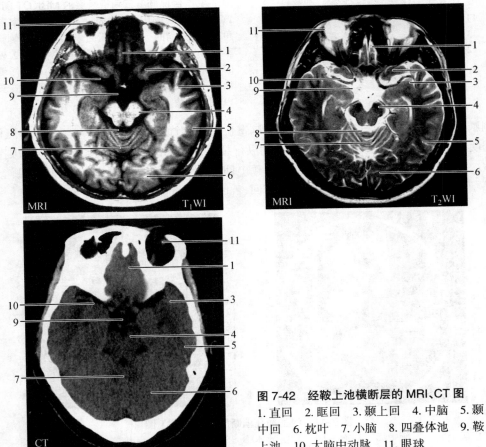

图 7-42　经鞍上池横断层的 MRI、CT 图
1. 直回　2. 眶回　3. 颞上回　4. 中脑　5. 颞中回　6. 枕叶　7. 小脑　8. 四叠体池　9. 鞍上池　10. 大脑中动脉　11. 眼球

第四脑室位于菱形窝、上与下髓帆以及小脑之间。小脑和大脑之间为大脑横裂,内有小脑幕。小脑的中间部缩细为小脑蚓,两侧为小脑半球(图 7-43)。

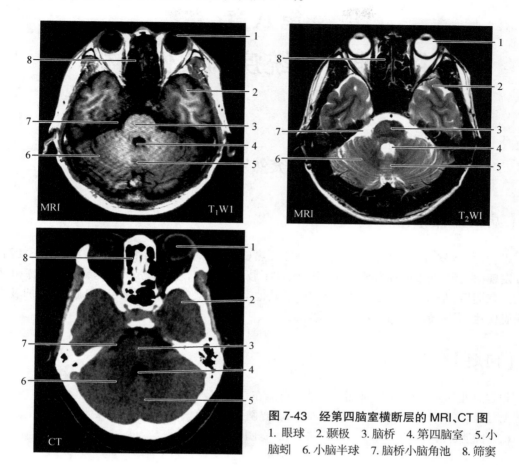

图 7-43　经第四脑室横断层的 MRI、CT 图
1. 眼球　2. 颞极　3. 脑桥　4. 第四脑室　5. 小脑蚓　6. 小脑半球　7. 脑桥小脑角池　8. 筛窦

(阎文柱)

第八章
中枢神经系统疾病案例分析

案例一　患儿,5 岁,突然发热,左下肢完全瘫痪

【病例介绍】

患者,女,5 岁,近两天腰痛,两腿痛,突然发热(39.5℃),次日早晨不能下床,左下肢不能活动。检查发现:头、颈、两上肢和右腿无运动障碍;左下肢完全瘫痪,左腿肌张力减退,腱反射(膝和跟腱)消失。三周后,左大腿能够屈收并能伸膝,但其他运动未见恢复。一个月后,足肌、小腿肌及大腿后面肌松弛,明显萎缩,无其他任何感觉障碍。

【问题】

根据患儿的症状和体征,推测病变部位可能在
A. 延髓薄束核　　　　　　　　　　B. 脊髓颈段后索
C. 脊髓腰骶段前角　　　　　　　　D. 脊髓腰骶段后角

【答案】

C

【解析】

诊断:急性脊髓前角灰质炎。
病因:左侧腰骶髓前角运动细胞受损(图 8-1)。
分析:
急性脊髓前角灰质炎是一种由病毒引起的急性传染病。
患儿腰腿疼痛,表明后根或脊髓内的后根纤维为炎症反应所刺激,但无持久性的感觉障碍,证明此部分无严重损伤。
患儿有明显的左下肢运动障碍,腱反射消失以及肌萎缩,而无感觉障碍。这说明既非锥体束受损伤(如果锥体束受损伤则可产生痉挛性瘫痪),也非周围神经受损伤(周围神经损伤一般兼有运动和感觉障碍),因此判断病变在前角。

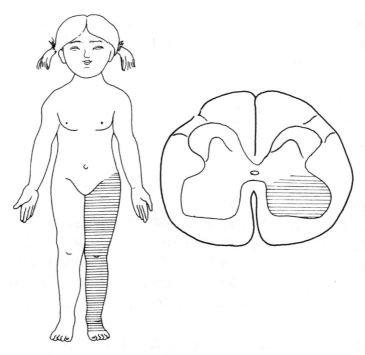

图 8-1 急性脊髓前角灰质炎示意图
（左下肢的阴影区代表运动功能障碍区，第 5 腰髓节段的横切面示
损伤部位）

从肌萎缩出现在足、小腿和大腿后面，说明坐骨神经支配区域肌肉瘫痪，从而可推出脊髓受损伤的主要节段应在腰骶膨大的下段（$L_4 \sim S_2$）。

根据患儿起病急，有高热等急性炎症症状，诊断为急性脊髓前角灰质炎（小儿麻痹症）后遗症。

案例二　患者双侧对称性痛、温觉障碍，手肌萎缩，上睑下垂，瞳孔缩小

【病例介绍】

患者，女，35 岁，主诉近数月来身体虚弱无力，先是右手，后是左手。在感觉无力之前，右手有两次偶然受伤，一次烫伤，另一次是被刀子划伤，但两次都无痛觉，而触觉和深感觉保留。检查时发现患者双手掌骨明显突出，表明手肌萎缩。患者不能作手指的收展运动和拇指的内收以及对掌运动。患者双手的内侧至掌正中线处痛觉丧失；痛觉缺失区向上延至前臂的掌面和背面的内侧半；上臂前面的痛觉缺失区在内侧 1/3，上达腋窝水平，在背面则不到内侧的一半。上睑稍下垂，右侧特别明显，瞳孔缩小也在右侧。双侧腕关节的屈伸肌则有些力弱，前臂肌有些萎缩。

【问题】

根据患者的症状和体征，推测病变部位可能在

A. 脊髓前白连合   B. 脊髓后角

C. 脊髓丘脑侧束   D. 丘脑腹后外侧核

【答案】

A

【解析】

诊断:脊髓空洞症。

病因:脊髓空洞症是一种慢性进行性疾病,主要病变为脊髓内空洞形成和胶质增生。

分析:此患者的脊髓空洞症病变自中央管向周围发展,向前破坏了在白质前连合两侧的痛、温觉交叉纤维,出现了双侧对称性痛、温觉障碍。因未累及后索,触觉和深感觉仍然存在。

空洞扩大侵犯了前角时,造成病变相应节段的肌肉弛缓性瘫痪和肌肉萎缩。从痛觉缺失的皮节区域看,病变应主要在 C_8 和 T_1 水平。从手的骨间肌明显萎缩来看,也符合这个节段受损伤的情况。

眼睑下垂和瞳孔缩小是 Horner 综合征的主要表现,表明至少 T_1 的中间带外侧核受损。因 T_1-T_2 的外侧角细胞发出的交感节前纤维至颈上神经节换元,节后纤维至瞳孔开大肌和上睑的平滑肌等,所以当 T_1 外侧角受到损伤时,即出现上睑下垂和瞳孔缩小(图 8-2)。

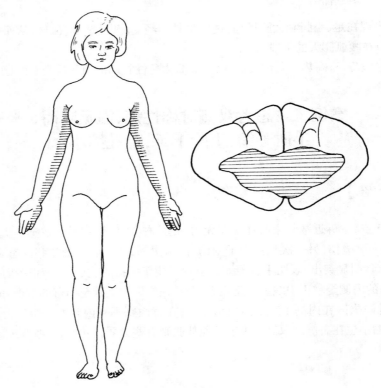

图 8-2　脊髓空洞症示意图

(两上肢的阴影区代表痛觉丧失区,第 8 颈髓节段的横切面示空洞范围)

案例三　患者闭眼直立时左右摇摆，无瞳孔对光反射

【病例介绍】

患者，男，60岁，主诉近四年两下肢锐痛，最近疼痛发作频繁，有时很严重，近一年来行走困难。检查时发现：患者步态不稳，两足过度叉开站立；Romberg征阳性（让患者闭眼两脚靠拢直立时，患者左右摇摆，几乎跌倒）。两瞳孔大小不一，无瞳孔对光反射，但调节聚辏时瞳孔收缩（这是典型的Argyll-Robertson瞳孔，出现于梅毒性脊髓痨患者），无其他脑神经症状。肌力正常，两下肢髌腱和跟腱反射消失。两下肢位置觉和振动觉消失，但触觉仅减弱。

【问题】

根据患者的症状和体征，推测病变部位可能在
A. 延髓薄束核
B. 脊髓颈段后索
C. 脊髓腰骶段后索
D. 脊髓腰骶段后角

【答案】

A

【解析】

诊断：脊髓痨。

病因：这是一种慢性进展性脊髓实质梅毒，主要病变为脊髓后索和后根发生变性和萎缩。

分析：病变首先侵犯下位的脊神经节，早期引起锐痛（割刺样痛），以后大多数后根内侧部的纤维被破坏，后索也自此节段溃变。

因本体觉不能向中枢传导，故下肢腱反射消失，出现Romberg征。触觉不完全消失是触觉还可通过脊髓丘脑前束向上传导的缘故。

患者出现的行走困难，步态不稳是由于肌关节感觉缺失所致的感觉性共济失调，它与小脑疾病的共济失调不同的是通过视觉帮助可以在很大程度上得到控制，故Romberg征呈阳性。而小脑性共济失调则闭眼和睁眼都站不稳。

Argyll-Robertson瞳孔是诊断脊髓痨的一个重要体征，表示病变侵犯了顶盖前区，但其机制尚欠明了。

案例四　患者同侧下半身瘫痪，同侧本体觉及精细触觉障碍，对侧下半身痛、温觉丧失

【病例介绍】

患者，男，28岁，背部被刺伤。在医院检查发现：左下肢不能移动，腱反射亢进，Babinski 征阳性；右侧躯干肋弓水平以下和右下肢丧失痛觉和温度觉。但左侧痛、温度觉完好。左侧躯干剑突平面下和左下肢的意识性本体感觉（位置觉）消失，触觉减弱，但右侧触觉未受影响，右下肢的位置觉也正常。

【问题】

根据患者的临床表现，推测病变部位可能在

A. 脊髓 T_6 全横断 　　　　　　　　　B. 脊髓 T_6 右侧半横断

C. 脊髓 T_6 左侧半横断 　　　　　　　D. 马尾右侧半横断

【答案】

C

【解析】

诊断：胸髓左侧半边横断（T_6）

分析：此患者主要的症状是左侧下半身痉挛性瘫痪，本体感觉及精细触觉障碍，对侧下半身的痛、温觉丧失。

根据病史和患者的症状和体征判断，这显然不是周围神经损伤，而是利刃刺伤了脊髓的传导束。初步可以确定是由中胸段脊髓左侧半横切性损伤所致，即所谓布朗 - 塞夸（Brown-Séquard）综合征。

伤区在第 4 胸椎偏左侧。在这水平造成了脊髓第 6 胸节左侧半损伤，切断了左侧的薄束，因此导致了同侧第 6 胸神经（平剑突）平面以下本体感觉和精细触觉障碍；切断了左侧的皮质脊髓侧束，因而导致左侧下肢的痉挛性瘫痪；切断了左侧的脊髓丘脑束，而脊髓丘脑束是从对侧经白质前连合斜升上来的，因此导致了右侧损伤平面以下低 1~2 节段（肋弓平面，约相当脊髓第 8 胸节）以下痛、温觉丧失。

触觉不完全消失是其冲动仍可经对侧脊髓丘脑前束上传。

由于损伤是锐器刺伤，所以患者的主要表现为传导通路损伤的症状，同侧节段性神经周围性损伤的症状不明显。

从患者感觉缺失在剑突水平以下来看，推断脊髓受损的部位约在 T_6 左侧半，与外伤位置相符（图 8-3）。

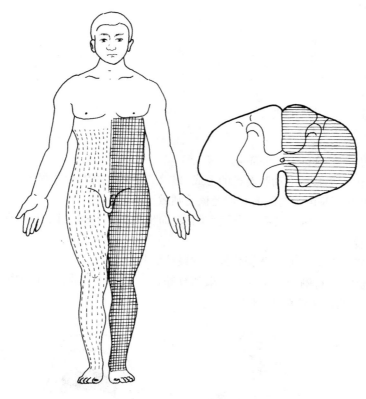

图 8-3　胸髓左侧半边横断（T$_6$）示意图

(脊髓胸部左半横断后,左下肢瘫痪,左下肢肌肉位置运动觉丧失,右侧痛觉丧失)

案例五　患者开始眩晕跌倒,之后出现共济失调,一侧软腭肌和声带瘫痪

【病例介绍】

患者,男,55岁,2个月前突然头晕倒地,但神志还清醒,随后出现语言不清,右手运动不协调。检查发现:患者右侧的上、下肢出现"共济失调",肌张力和反射反常;右侧软腭和声带瘫痪,腭垂偏向左侧,两足靠拢站立并闭目时,身体倾向右侧;右侧面部和左侧躯干以及四肢的痛、温觉丧失,其他感觉正常。

【问题】

根据病人的临床表现,推测病变部位可能在

A. 左侧中央前、后回

B. 左侧内囊

C. 左侧小脑半球

D. 左延髓背外侧区

【答案】

D

【解析】

诊断：延髓背外侧综合征（Wallenberg 综合征）。

病因与分析：由于小脑后下动脉血栓的形成，累及到延髓右侧的背外侧区。

患者开始眩晕跌倒是由于右侧前庭神经核受刺激所致。

由于病灶损伤了与小脑相联系的脊髓小脑束，而出现同侧共济失调，且在两足靠拢闭目站立时，身体倒向病灶侧。

右侧软腭肌和声带瘫痪，是由于损伤同侧的疑核引起。

血管的病变阻断了右侧的三叉神经脊束和脊髓丘脑束，则发生同侧面部痛、温觉和对侧肢体痛，温觉丧失的交叉性感觉异常（图 8-4）。

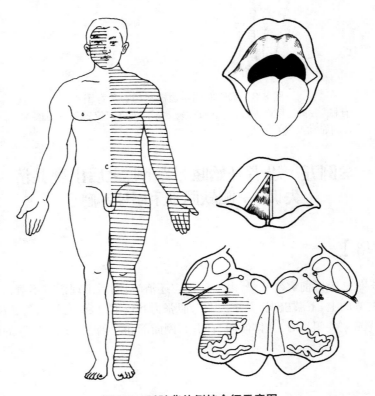

图 8-4 延髓背外侧综合征示意图
（左图示痛、温度觉丧失区；右上方两小图示右软腭肌和声带肌麻痹，右下方的小图示延髓横切面）

案例六　患者一侧肢体瘫痪,深感觉消失,伸舌偏向一侧

【病例介绍】

患者,70岁,突然不省人事,意识恢复后,其右上、下肢不能运动。医院检查发现:右上、下肢痉挛性瘫痪,肌张力增高,无肌萎缩;膝腱反射亢进,病理反射阳性,腹壁反射消失,吐舌时偏向左侧,左侧舌肌萎缩;全身痛、温觉正常;身体的右侧,除了面部,振动觉和两点辨别性触觉完全消失。

【问题】

根据患者的临床表现,推测病变部位可能在
A. 左侧中央前回
B. 左侧内囊
C. 左侧大脑脚底
D. 左侧延髓锥体及舌下神经根

【答案】

D

【解析】

诊断:舌下神经交叉性偏瘫。

病因:左侧延髓平橄榄中部平面舌下神经出脑部位病变。

分析:右上、下肢痉挛性瘫痪,肌张力增高,无肌萎缩;膝腱反射亢进,病理反射阳性,腹壁反射消失,这些症状表明左侧皮质脊髓束受损。

伸舌时舌尖偏向左侧,左侧舌肌萎缩,这表明左侧舌下神经受损。

身体的右侧,除了面部,振动觉和两点辨别性触觉完全消失,这表明左侧内侧丘系受损。

同时结合上述受损症状,表明左侧延髓平橄榄中部平面舌下神经出脑部位有病变,该部位前为锥体束(含皮质脊髓束),后为内侧丘系,外为舌下神经根(图8-5)。

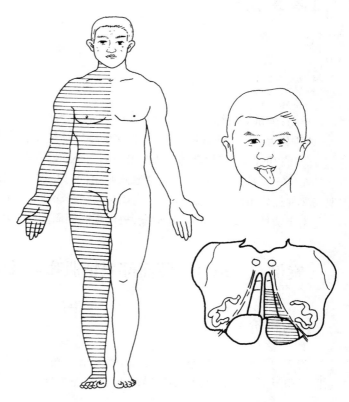

图 8-5　舌下神经交叉性偏瘫示意图
(左图示痉挛性瘫痪;右上图示舌肌瘫痪,右下图示延髓横切面上病变部位)

案例七 患者一侧面部感觉丧失及肢体共济失调,对侧感觉障碍

【病例介绍】

患者,男,64岁,突然昏迷,意识恢复后感到左侧上、下肢运动不协调,检查发现:左侧肢体共济失调,动作时手震颤,静止时消失,指鼻不准;右半身感觉障碍,深、浅感觉消失;左侧面部深、浅感觉也丧失,咀嚼肌瘫痪。

【问题】

根据患者的临床表现,推测病变部位可能在

A. 左侧中央前回

B. 右侧中央前回

C. 左侧脑桥被盖部

D. 右侧脑桥被盖部

【答案】

C

【解析】

诊断:脑桥被盖综合征(Raymond-Cestan综合征)。

病因:为血管性疾病所致,病灶位于脑桥展神经和面神经之上的左侧被盖部。

分析:病灶损伤左侧小脑上脚,出现同侧小脑性共济失调。

左侧三叉神经、内侧丘系和脊髓丘脑束同时受损,故出现交叉性感觉障碍,即病灶同侧面部出现三叉神经分布区深浅感觉消失,病灶对侧半身深浅感觉丧失。

由于病灶涉及三叉神经运动核,故出现同侧周围性咀嚼肌瘫痪。

案例八 患者一侧面部表情肌瘫痪及味觉障碍,对侧肢体瘫痪

【病例介绍】

患者,男,45岁。检查发现:右眼内斜视,右侧面部表情肌瘫痪,听觉过敏,舌前2/3味觉障碍,右眼眨眼反射消失,泪液分泌障碍,同时伴有左半身痉挛性瘫痪。

【问题】

根据患者的临床表现,推测病变部位可能在

A. 左侧脑桥被盖部　　　　　　　B. 右侧脑桥被盖部
C. 左侧脑桥基底部　　　　　　　D. 右侧脑桥基底部

【答案】

D

【解析】

诊断：米亚尔 - 居布勒（Millard-Gubler）综合征。

病因：面神经丘水平右侧脑桥基底部病变。

分析：患者右侧面部表情肌瘫痪、听觉过敏、舌前 2/3 味觉障碍、眨眼反射消失、泌泪障碍提示右侧面神经的膝神经节以上部至面神经核部位的损伤。此种损伤导致面神经的核下瘫，所以右侧面部表情肌全瘫痪。眨眼反射消失是由于眼轮匝肌麻痹所致，听觉过敏为镫骨肌瘫痪引起，舌前 2/3 味觉和泌泪障碍表明面神经的味觉和副交感纤维受损，还应有右侧唾液腺和鼻腭黏膜腺体分泌的障碍，可能临床症状不明显。患者右眼内斜视为右外直肌麻痹，内直肌失去对抗拉力所致，为右侧展神经损伤引起。加上右侧半身痉挛性瘫表明病变在右侧面神经、右侧展神经，同时累及右侧未交叉的锥体束（皮质脊髓束）的纤维。综合全部体征，病变应位于面神经丘水平的右侧脑桥基底部，临床上称之为展神经和面神经交叉性瘫痪（图 8-6）。

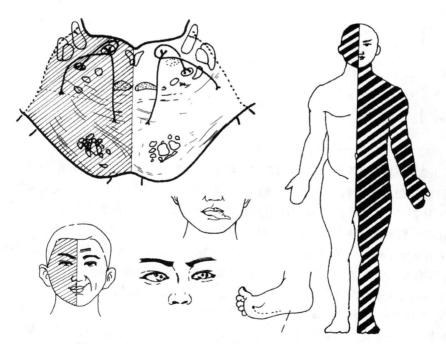

图 8-6　米亚尔 - 居布勒（Millard-Gubler）综合征示意图
（右图示瘫痪区；左上方小图示损伤部位，左下方三小图分别示面部表情肌瘫痪、
舌肌瘫痪和眨眼反射消失）

案例九　患者一侧肢体瘫痪，面肌和舌肌瘫痪

【病例介绍】

患者，女，50岁，几个月前严重头痛，以后觉得右上肢力弱，右手变得笨拙，再后右下肢也变得力弱了。随着身体的右侧力弱，说话也有困难，视物时出现重影。检查时发现：左眼外斜视，上睑下垂，左侧瞳孔比右侧的大，左眼瞳孔直接对光反射和调节反应消失。向前平视时，左眼转向外下方。右侧睑裂以下面瘫，伸舌时舌尖偏向右侧，但舌肌不萎缩。右上、下肢无随意运动，跟腱和髌腱反射亢进，Babinski 征阳性。

【问题】

根据患者的临床表现，推测病变部位可能在

A. 左侧中央前回

B. 左侧大脑脚底

C. 左侧桥底

D. 左侧延髓腹侧区

【答案】

D

【解析】

诊断：动眼神经交叉性瘫痪，又称大脑脚综合征（Weber 综合征）。

分析：患者左眼外斜视、眼睑下垂、瞳孔散大提示左侧动眼神经损伤。动眼神经躯体运动纤维支配上睑提肌和眼上、下、内直肌及下斜肌，上睑提肌麻痹导致上睑下垂，内直肌麻痹使外直肌失去对抗产生外斜视，其余肌肉的麻痹还引起眼球活动的受限。动眼神经的副交感纤维受损，使其支配的瞳孔括约肌麻痹，瞳孔开大肌失去对抗而引起瞳孔散大，同时对光反射消失。

患者右侧面神经和舌下神经的核上瘫（右侧睑裂以下面肌的瘫痪导致右侧鼻唇沟变浅和口角歪向左侧，右侧舌肌瘫痪，伸舌时舌尖偏向右侧）提示左侧皮质核束受损。

右侧肢体痉挛（瘫痪同时腱反射亢进）提示左侧皮质脊髓束受损。

皮质脊髓束和皮质核束合成锥体束。动眼神经根从中脑上丘平面发出后经大脑脚的内侧出脑，而锥体束行经中脑的大脑脚底的中份。由此提示，该患者病变部位定位于中脑左侧动眼神经出脑处外侧的大脑脚底内，同时累及左侧动眼神经根和锥体束（图8-7）。

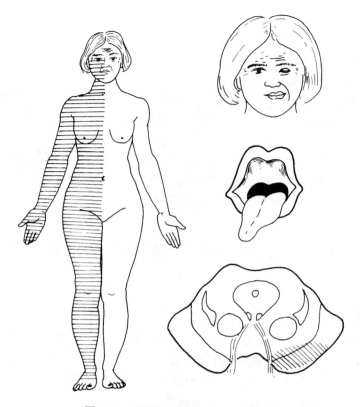

图 8-7　动眼神经交叉性瘫痪示意图
（左图示右侧肢体痉挛性瘫痪；右上方两小图示右眼裂以下面肌
和舌肌瘫痪，右下方图示上丘切面病变区）

案例十　患者视野缺损

【病例介绍】

患者，女，53 岁，因间歇性头痛、恶心、呕吐伴视力下降就医。检查发现：患者双眼颞侧视野缺损，眼底检查未见异常，CT 扫描显示蝶鞍区肿瘤。因各种原因患者未选择手术治疗。2 个月后患者因症状加重再次就医。检查发现眼底双侧视神经盘水肿，右眼全盲，左眼颞侧视野缺损，颅内压增高。

【问题】

根据患者的临床表现，推测肿瘤可能压迫
A. 内囊　　　　B. 中脑　　　　C. 延髓　　　　D. 视交叉

【答案】

D

【解析】

诊断:该患者可能是垂体瘤。

分析:双眼颞侧视野的光线投射到双眼鼻侧的视网膜,经视交叉后,通过两侧视束上传到两侧视皮质形成视觉。该患者的 CT 扫描显示蝶鞍区的肿瘤压迫了视交叉,从而引起双眼颞侧视野的偏盲。

右眼全盲的原因可能是肿瘤进一步向右增大压迫了右侧的视神经,引起右眼全盲。

结合患者的症状及 CT 检查结果,该患者的占位性病变最可能发生在垂体。若肿瘤病变侵犯并损伤右侧视束,可引起双眼左侧视野同向性偏盲。

案例十一 女孩发育不良,顽固性多尿,视野缺损

【病例介绍】

患者,女,13 岁,出生时正常,近来身高和体重均较同龄者低,智力发育正常。她 8 岁时发生过顽固性多尿,伴有烦渴。当时给予垂体后叶加压素,有显著疗效。检查发现:身高和体重都比同龄者低,营养不良,无色素沉着和皮下肿物;外生殖器为婴儿型;视神经盘(乳头)稍微苍白,完全双颞侧偏盲;颅的侧位 X 线像表示蝶鞍增大,鞍背有侵蚀。

【问题】

根据患者的临床表现,推测可能的病变是

A. 松果体区肿瘤　　　　　　　　　　B. 垂体腺瘤

C. 内囊出血　　　　　　　　　　　　D. 脑干出血

【答案】

B

【解析】

诊断:垂体腺瘤。

病因与分析:女孩的视神经盘苍白,完全双颞侧偏盲,这是因为视交叉部被垂体肿瘤压迫,造成视神经萎缩所致。颅侧位 X 线像显示蝶鞍增大,鞍背有侵蚀,说明肿瘤也侵犯了漏斗和灰结节。

垂体腺瘤是因垂体前叶腺细胞癌变的一种病程缓慢的疾病,占颅内肿瘤的 12%,其表现是激素水平较正常人高,引起严重的内分泌学综合征。

同时,由于存在局部占位效应,临床还表现为头痛和神经压迫症状。

头痛的部位或特征无特殊特点。

瘤体挤压视交叉的内侧,通常最先产生颞上 1/4 象限偏盲,继而发展为双颞侧偏盲。

某些垂体瘤可向侧方发展压迫海绵窦壁内走行的神经,动眼神经最容易受累,偶尔可向上发展阻塞室间孔产生脑积水和 / 或下丘脑压迫症状。

案例十二　患者肌张力低下,共济失调,意向性震颤

【病例介绍】

患者,男,37 岁,于 6 个月前发现自己的右手活动不灵活、笨拙,症状近来加重。当进行精细动作如开门时,钥匙不能插入锁内,右手震颤;走路时步态蹒跚并向右侧倾倒,如同醉酒的样子。检查发现:右侧上肢的被动运动显示肌张力低下,肌肉松软;请患者走直线,右侧肢体摇摆;用右手示指指鼻尖,颤抖而指不准确;讲话正常,无眼球震颤。

【问题】

根据患者的临床表现,推测可能的病变部位是

A. 中央前回　　　B. 间脑　　　C. 黑质　　　D. 小脑

【答案】

D

【解析】

诊断:右侧新小脑综合征

病因与分析:患者有肌张力低下;走直线时右侧肢体摇摆,用右手示指指鼻尖时颤抖而不准确,说明患者有共济失调和意向性震颤。上述症状说明是新小脑综合征,同时旧小脑也被侵犯。

案例十三　患者头部外伤后昏迷,单侧瞳孔散大及肢体活动减弱

【病例介绍】

患者,男,36 岁,头部外伤,入院时神志清醒。第 1、2 天下床活动,第 3 天早晨护士整理床铺时发现枕头和床单皱乱,患者却很安静地睡在那里。问同室患者,得知患者昨晚辗转不眠,头痛不安。护士向他问话,发现其迟迟不应,闭眼而睡。急忙检查患者的瞳孔,发现左侧比右侧大近一倍且对光反应迟钝,于是通知负责医生,1 个多小时后医生赶到。检查发现:角膜反射减弱,患者已处于昏睡状态。给重刺激右侧上下肢仍能活动避让,左侧上下肢的活动减弱,乃急送手术室。手术证实

其左侧硬膜外血肿形成,并导致脑疝形成。

【问题】

根据患者的临床表现,推测脑疝可能的部位是

A. 左侧钩回疝　　　　　　　　B. 右侧钩回疝

C. 枕骨大孔疝　　　　　　　　D. 中心疝

【答案】

A

【解析】

诊断:左侧钩回疝。

病因:手术证实其左侧硬膜外血肿形成,推测左颞叶的海马旁回钩疝入小脑幕切迹。

分析:患者左侧瞳孔散大,对光反射迟钝是由于左侧动眼神经受到左侧海马旁回钩的压迫牵扯,血液循环障碍影响了其中的副交感神经的节后纤维,使瞳孔括约肌瘫痪所致。左侧上、下肢活动减弱则与中脑被推向右侧,右侧的大脑脚被勒于小脑幕切迹的边缘,影响了大脑脚内的锥体束纤维有关。

案例十四　患儿颅内压增高和共济失调

【病例介绍】

患儿,男,5岁,早晨起床后呕吐,站立不稳,走路时常向后跌倒。检查时发现:患儿站立时两脚叉开。检眼镜检查发现:两眼严重视神经盘水肿,表明颅压过高,可能有颅内肿物存在。上、下肢的肌张力有些下降;无眼球震颤和感觉缺陷。患儿行走时,未发现向侧方倾跌。CT和MRI扫描可见颅后窝中线的实性肿瘤。

【问题】

根据患儿的临床表现和辅助检查,推测肿瘤可能的部位是

A. 额叶　　　　　　　　　　　B. 胼胝体

C. 基底核　　　　　　　　　　D. 第四脑室顶

【答案】

D

【解析】

诊断:第四脑室顶髓母细胞瘤。

病因与分析:这是由未分化的神经上皮细胞所形成的脑瘤,常见于儿童,在小脑先开始于第四脑室顶部。

由于肿瘤生长迅速,引起颅压过高,故发生呕吐和双侧视神经盘水肿。

肿瘤侵犯到小脑蚓部的小结,发生步态不稳,向前或向后跌倒。

当肿瘤侵及小脑半球时,发生肌张力降低。

案例十五　患者单侧面部和上、下肢运动和感觉障碍,视野缺损

【病例介绍】

患者,男,65 岁,和邻居口角时突然晕倒,36 小时内不省人事,醒过来后发现其左半身不能动了。六周后检查发现:左侧上、下肢出现痉挛性瘫痪,腱反射增强,伸舌时舌尖偏向左侧,舌肌无萎缩;左侧鼻唇沟变浅,笑时嘴角歪向右侧,皱额闭眼时两侧均正常;全身左侧包括面部感觉受损,其中肢体被动运动感觉,精细触觉完全丧失,粗触觉仍存在,温度觉只能区别冷热,但分辨不出冷热的程度,痛觉则完全未受影响;视野试验发现两眼视野左侧半缺损。

【问题】

根据患者的临床表现,推测可能的病变部位是

A. 右侧中央前、后回

B. 右侧内囊

C. 左侧内囊

D. 右侧大脑脚

【答案】

B

【解析】

诊断:右侧内囊损伤。

病因与分析:左侧上、下肢痉挛性瘫痪,腱反射增强;伸舌时舌尖偏向左侧,舌肌无萎缩;左侧鼻唇沟变浅,笑时嘴角歪向右侧,皱额闭眼两侧均正常。这些症状说明右侧皮质脊髓束和右侧皮质核束均受损。

左侧半身包括面部感觉受损,其中肢体被动运动感觉,精细触觉完全丧失,粗触觉仍存在,温度觉只能区别冷热,但分辨不出冷热的程度,痛觉则完全未受影响。这说明了右侧丘脑中央辐射受损,由于痛觉可以在丘脑感知,故痛觉未受影响。

视野试验发现两眼视野左侧半缺损,说明右侧视辐射受损。

结合右侧皮质脊髓束、右侧皮质核束、右侧丘脑中央辐射和右侧视辐射同时受损的情况,可以判断是右侧内囊损伤。

案例十六　患者唇舌能够运动,但不能说出有意义的句子

【病例介绍】

患者,女,20岁,18岁时曾患亚急性细菌性心内膜炎,曾用大量青霉素治疗了6周。8天前,她在工作中忽然晕倒,神志不清约1小时。当意识恢复后仍神志模糊,不能说话。检查发现:其右上肢痉挛性瘫痪、随意运动消失,无肌萎缩。右睑裂以下面肌麻痹;吐舌时舌尖伸向右侧,无萎缩;右下肢和左上、下肢无改变;无视、听觉和躯体感觉障碍;唇、舌能够运动,但不能说出有意义的句子;问话时只能回答简单的几个字,如"是"或"不是"。临床诊断为脑栓塞。

【问题】

根据患者的临床表现,推测由于某一脑血管分支被堵塞而损害到

A. 左延髓腹侧区　　　　　　　　　　B. 左侧大脑脚底

C. 左侧内囊　　　　　　　　　　　　D. 左侧中央前回中下部及额下回后部

【答案】

D

【解析】

诊断:运动性失语症。

病因:被堵塞的血管是分布于中央前回和额下回后部的大脑中动脉的分支(图8-8)。这可能是由于心内膜病变组织脱落并随血流入颅而造成脑血管被堵塞。

分析:右上肢以及面肌和舌肌的瘫痪都表明为上运动神经元损伤。而上运动神经元损伤,仅出现右上肢瘫痪而右下肢正常,只有在左侧大脑皮质中央前回的中、下部受损时才会出现。由于中央前回的中、下部是分别管理对侧上肢和头面部肌肉运动的中枢,该区域受累,可导致对侧上肢和对侧睑裂以下的表情肌、对侧半的舌肌瘫痪;此部前方为额下回后部的运动性语言中枢的位置(优势半球的Broca区),故此区同时受损,唇、舌虽能活动,但丧失了说话的能力。

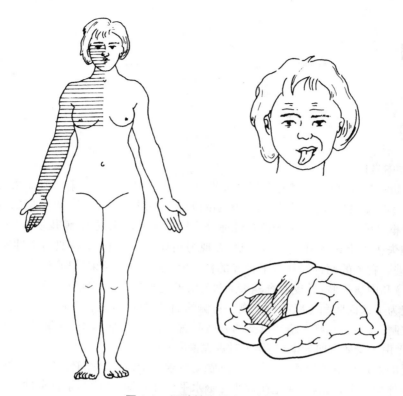

图 8-8　运动性失语症示意图

（左图示右上肢痉挛性瘫痪；右上图示右面下部和舌肌麻痹，右下图示左
侧大脑半球病变区）

案例十七　患者单侧面部和半身运动瘫痪和感觉丧失，视野缺损

【病例介绍】

患者，男，65 岁，在一次情绪激动时突然晕倒，不省人事，急诊入院。2 天后其意识恢复，但右侧肢体瘫痪。数周后入院检查发现：①右上、下肢痉挛性瘫痪，肌张力增强，腱反射亢进；②整个右半身的浅、深等各种感觉丧失，但痛觉仍存在；③瞳孔对光反射正常，但两眼视野出现右侧同向性偏盲；④右侧睑裂以下的面肌瘫痪，鼻唇沟变浅，发笑时口角歪向左侧。右侧舌肌瘫痪，伸舌时舌尖偏向右侧，无舌肌萎缩。

【问题】

根据患者的临床表现，推测可能的病变部位是

A. 右侧中央前、后回

B. 右侧内囊

C. 左侧内囊

D. 右侧大脑脚

【答案】

C

【解析】

诊断：左侧内囊损伤。

病因与分析：本例右侧半身感觉和运动障碍，根据感觉和运动传导束一般都经过左、右交叉的情况，病变部位应在左侧，而且是传导较集中的部位，据此可初步确定病变在左侧的内囊。

瘫痪为中枢性瘫痪。右上、下肢痉挛性瘫痪表明皮质脊髓束受损，使皮质脊髓束支配的对侧脊髓前角细胞失去了上运动神经元的控制，表现为病灶对侧半上、下肢肌痉挛性瘫痪，肌张力增高，腱反射亢进。右侧的面神经和舌下神经的核上瘫，表明皮质核束受损，病变涉及内囊膝部（有皮质核束通过）和内囊后肢（有皮质脊髓束通过），由于皮质核束支配脑神经运动核的特点，脑神经分布区只表现为下部面肌和舌肌的核上瘫。右侧的面神经核下部、舌下神经核失去了对侧（左侧）皮质核束的控制，表现为右侧半睑裂以下的表情肌、右侧半的舌肌瘫痪，口角受健侧表情肌的牵拉而偏向左侧，舌由于受颏舌肌的牵拉，伸舌时舌尖偏向右侧。

感觉障碍的差别是由于位置、振动和辨别触觉要求整个传导通路必须完整。整个右半身的各种感觉除痛觉外均丧失，是因为痛觉在背侧丘脑水平已能感知，这说明了感觉冲动仍可传至丘脑；而其他感觉丧失则表明其感觉传导路受损的部位是在丘脑以上。内囊后肢有丘脑中央辐射通行，内侧丘系、脊髓丘脑束、三叉丘系在丘脑腹后核交换第三级神经元后，参与形成丘脑中央辐射，并经内囊后肢投射到中央后回第一躯体感觉中枢。由于内侧丘系、脊髓丘脑束、三叉丘系均为交叉后的纤维，故左侧内囊损伤会导致右半身深、浅感觉障碍。

双眼视野的右侧同向性偏盲发生在左侧视束以上受损，说明内囊损伤的范围较大，损伤了经内囊豆状核后部通行的视辐射所致。左眼颞侧半视网膜节细胞的轴突直接（不交叉）进入左侧视束，右眼鼻侧半视网膜节细胞的轴突于视交叉处交叉后亦进入左侧视束，故左侧视束内含有来自两眼左侧半视网膜节细胞的轴突，与两眼右侧半视野均有关。左侧内囊受损，使左侧视辐射纤维受损，左侧视辐射发自于外侧膝状体，外侧膝状体又接受左侧视束的纤维，该纤维进入外侧膝状体，换元后形成左侧视辐射，经左侧内囊后部投射到左侧视觉中枢；内囊损伤后该传导路中断，故双眼右侧半视野偏盲。听辐射经过内囊豆状核的下部，由于每侧听觉传导通路接受两耳来的听觉冲动，所以一侧受损伤时可引起听力减弱而不至于造成听觉障碍。

以上综合分析可推断其病变部位在左侧内囊，根据起病急的病史，可判定为血管病变出血所致，临床诊断为左侧内囊出血且范围较大，已伤及到皮质脊髓束，皮质核束、丘脑中央辐射和视辐射（图 8-9）。

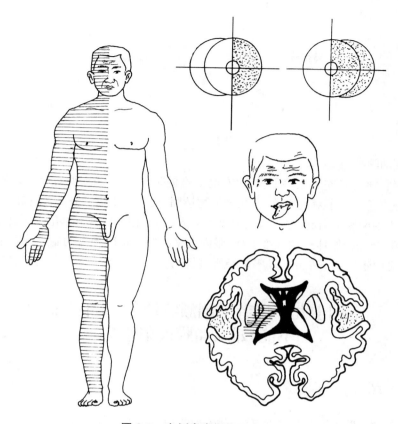

图 8-9 左侧内囊损伤示意图

（左图示右侧偏瘫；右上两小图分别示视野的缺损和面下部肌、舌肌麻痹，右下方图示大脑水平面切面上的病变区）

案例十八 患者单侧眼睑下垂，眼球转向外侧，瞳孔对光反射消失

【病例介绍】

患者，女，35 岁，医生检查发现其左眼上睑下垂，眼球转向外侧，视近物模糊，瞳孔散大，对光反射消失。

【问题】

根据患者的临床表现，推测可能的病变部位是

A. 左侧动眼神经

B. 右侧动眼神经

C. 左侧视神经

D. 右侧视神经

【答案】

A

【解析】

诊断:左侧动眼神经受损

病因与分析:该患者左眼上睑下垂,为左侧上睑提肌瘫痪所致;左眼球转向外侧,是由于左眼内直肌瘫痪、外直肌失去了对抗所致;左眼视近物模糊,是由于睫状肌瘫痪,晶状体失去调节,造成物像不能聚焦于视网膜上引起;左眼瞳孔散大和对光反射消失,是由于瞳孔括约肌瘫痪引起,以上的眼外肌由动眼神经的躯体运动纤维支配,眼内的平滑肌由动眼神经的副交感纤维支配。因此,该患者的病症是由于损伤了左侧的动眼神经所引起。

案例十九　患者一侧额纹消失,不能闭眼,
不能鼓腮,角膜反射消失

【病例介绍】

患者,男,25 岁,夜间头面部靠近车窗,睡着后受凉,1 天后感到右侧颊部无力,右眼闭不紧,口内干燥,进食无味而就诊。检查发现其右侧额纹消失,右眼闭合不全,右侧鼻唇沟变浅,口角歪向左侧,右侧舌前 2/3 味觉障碍,无听觉过敏。

【问题】

根据患者的临床表现,推测可能累及的神经是

A. 视神经　　　　　　　　　　　　B. 动眼神经

C. 三叉神经　　　　　　　　　　　D. 面神经

【答案】

D

【解析】

诊断:面神经损伤

病因与分析:最常见的面神经损伤是周围性损伤,可发生在内耳道、面神经管、中耳或腮腺区等处。

但不管损伤其周围部的哪一段,面神经损伤后最主要的临床表现是面肌的瘫痪。具体表现主

要有:①伤侧额纹消失,不能闭眼,鼻唇沟变平坦;②发笑时,口角偏向健侧,不能鼓腮,说话时,唾液常从口角漏出;③角膜反射消失。

此外,面神经视损伤部位不同,除面肌瘫痪外,还可伴随其他临床症状。如在面神经管内,损伤部位在发出鼓索上方,可产生舌前 2/3 味觉和舌下腺,下颌下腺分泌障碍;再稍往上若合并损伤镫骨肌神经,则又增加听觉过敏;如损伤部位在膝神经节或更往上,则可同时出现泪液分泌障碍。

案例二十　患者一侧半身躯体运动和躯体感觉障碍

【病例介绍】

患者,女,68 岁,因呕吐腹泻就医。在静脉输液时,护士见患者总不说话而嗜睡,故引起注意,欲详问病情,受患者家属阻挠,乃测血压,为 170/110mmHg,脉搏慢而有力。患者表情淡漠,应答半句又睡着了。护士立即减慢输液速度,将情况报告医生并做好必要准备。腰椎穿刺抽出血性脑脊液,证实了脑出血的诊断。第 3 天症状更加明显,左侧上、下肢不会动,口角歪向右侧,左眼睑不能闭,伸舌时舌尖偏左,左半身痛温觉丧失,左上、下肢本体感觉丧失。请问神经系统损伤在什么地方并进行解释。

【问题】

根据患者的临床表现,推测可能的病变部位是

A. 右侧中央前、后回　　　　　　　　B. 右侧内囊

C. 左侧内囊　　　　　　　　　　　　D. 右侧大脑脚

【答案】

C

【解析】

分析与诊断:患者口角偏右说明左侧面肌瘫痪,伸舌时舌尖偏向左侧说明左侧舌肌瘫痪。因此,该患者的总体症状是左半身躯体运动和左半身躯体感觉丧失。脑出血的部位在右侧内囊,属高血压血管硬化继发性脑出血。

案例二十一　患者右手震颤,右肘和右腕肌张力高

【病例介绍】

患者,男,68 岁,右手震颤已有半年,睡熟时震颤即消失,最近逐渐加重,自觉四肢肌有时不灵活。

检查时发现患者谈话时很少笑,很少眨眼,发音低而无力,行走时步态姿势还正常,只是右上肢肘关节屈曲;坐下时,右手交替收缩和放松,安静时加重,以右手握住病历时震颤暂时停止,但将病历放在桌上后震颤又重新出现。患者的右肘和腕在被动运动时肌张力增强,浅、深感觉无异常,反射正常。

【问题】

根据患者的临床表现,推测可能的病变部位是

A. 中央前回　　　　　　　　　　　　B. 内囊

C. 黑质　　　　　　　　　　　　　　D. 小脑

【答案】

C

【解析】

诊断:黑质病变导致震颤麻痹(帕金森病)。

病因与分析:震颤麻痹开始多先侵及手部,患者的右手震颤,面部表情呆板,不常眨眼,在被动运动时显出肌张力很高,这是震颤麻痹的早期,病变主要在黑质。患者服用左旋多巴胺后,症状可以缓解。

黑质位于大脑脚脚底的背侧部,从脑桥头端一直延续到底丘脑区。黑质富含细胞的部分称致密部,由于其细胞含有神经黑色素而在肉眼上容易辨认。这些细胞投射到纹状体背侧的广大地区并以多巴胺(dopamine,DA)作为它们的神经递质。还有许多多巴胺能神经元靠近中线与黑质多巴胺能细胞连续。DA 能神经元(特别是位于黑质内者)如发生变性,即可导致 Parkinson 病(Parkinson disease,PD)。PD 又称为震颤麻痹,是中老年人常见的神经系统变性疾病征。临床表现为静止性震颤、运动迟缓、肌强直和姿势步态异常。

案例二十二　　患者右下肢瘫痪,右侧脐平面以下精细触觉和深感觉消失,左侧脐平面稍低处以下痛温觉消失

【病例介绍】

男,21 岁,一年前背部被刺伤,此后右下肢不能活动。检查发现:右下肢瘫痪,肌张力增强,腱反射亢进,Babinski 征阳性;右侧脐平面以下精细触觉和深感觉消失而痛温觉和粗触觉正常。左侧脐平面稍低处以下痛温觉消失而精细触觉及深感觉正常。

【问题】

根据患者的临床表现,推测可能的病变部位是

A. 脊髓 T_{10} 全横断
B. 脊髓 T_{10} 右侧半横断
C. 脊髓 T_{10} 左侧半横断
D. 马尾右侧半横断

【答案】

C

【解析】

诊断:患者脊髓 T_{10} 左侧半横断。

分析与诊断:某平面以下所有区域的感觉均受损是上行的传导束在该平面被横断的征象。本病例从脐平面开始下半身感觉丧失,分布于脐平面的神经为第 10 胸髓节段,说明脊髓约在第 10 胸髓节段处受到损害。右侧痛温觉的传导是通过左侧脊髓丘脑束传导的,而左侧下肢本体觉的传导则靠左侧的薄束传导。

综合两者可知患者脊髓受损在左侧,从脊髓节段与椎体的对应关系可知,第 10 胸髓节段约与第 7 胸椎体相对,这为下一阶段临床治疗提供定位依据。

（王亚云）

附 录
人体解剖学实验室守则

1. 学生进实验室前必须按照有关实验指导的要求,做好实验前的预习。

2. 学生进实验室应穿隔离衣,必要时需戴手套和口罩。

3. 严格遵守考勤制度,不旷课,不迟到,不早退,按时上、下课。

4. 学生在实验过程中要服从指导教师的安排,严格遵守各项操作规程,认真完成每一项实验内容,按要求完成实验报告。

5. 爱护教学标本、模型、挂图等教具,不准私自将教具带出实验室。

6. 爱护仪器与器械,操作前必须了解仪器与器械的性能及使用方法。

7. 珍惜实验材料,严格并规范有毒及易燃物品的使用及用后处理。

8. 尸体解剖过程中要严肃认真,严禁亵渎尸体;严禁将解剖下来的人体组织混入普通垃圾中;严禁将废刀片、针头、碎玻璃等尖锐物品放入普通垃圾中。

9. 实验结束后,要认真检查器械与仪器,按指定的位置放好实验标本和模型等;按要求处理好解剖下来的人体组织及化学药品等。

10. 每次实验后要安排卫生值日,负责打扫实验室的卫生以及关好实验室的水、电、门、窗。

参 考 文 献

［1］丁文龙,刘学政.系统解剖学.9版.北京:人民卫生出版社,2018.

［2］柏树令.系统解剖学.2版.北京:人民卫生出版社,2011.

［3］柏树令,段坤昌,陈金宝.人体解剖学彩色图谱.上海:上海科学技术出版社,2002.

［4］王海杰.英汉人体解剖学词典.上海:复旦大学出版社,2006.

［5］张书琴,徐慧君.人体解剖学实习指导与参考.4版.长春:吉林科学技术出版,2003.

［6］王嘉德,梁傥.口腔医学实验教程.北京:人民卫生出版社,2003.

［7］马志健.人体解剖学实践(系统解剖学部分).海口:海南出版社,2007.

［8］曾志成.系统解剖学学习指导.3版.西安:世界图书出版公司,2005.

［9］于频,刘正津.解剖学技术.北京:人民卫生出版社,1985.

［10］杜卓民.实用组织学技术.2版.北京:人民卫生出版社,1998.

［11］邵旭建,刘志才,单涛.系统解剖学示教标本基本配置的探讨.解剖科学进展,2003,9(4):360.

［12］郭云良,郭宗君,郑建忠,等.神经病学实验技术.西安:第四军医大学出版社,2005.

［13］李忠华,王兴海.解剖学技术.2版.北京:人民卫生出版社,1997.

［14］李云庆.神经解剖学.西安:第四军医大学出版社,2006.

［15］朱长庚.神经解剖学.北京:人民卫生出版社,2002.

［16］蒋文华.神经解剖学.上海:复旦大学出版社,2004.

［17］Susan Standing.Gray's Anatomy.39th ed.Elsevier Ltd,2005.

［18］周效达,潘瑞福,钱可久,等.神经科手册.2版.上海:上海科学技术出版社,2000.

［19］柏树令.案例分析系列解剖学.北京:人民卫生出版社,2007.

［20］邵旭建,王军.系统解剖学实习指导.北京:人民卫生出版社,2011.

［21］任同明,付升旗.系统解剖实验学.3版.西安:世界图书出版公司,2012.

［22］郭志坤,文小军,杨文亮.人体表面解剖学及图谱.郑州:河南科学技术出版社,1997.

［23］刘桂萍.护理应用解剖学.北京:人民卫生出版社,2010.

［24］吴惠平,罗伟香.护理技术操作并发症及处理.北京:中国医药科技出版社,2004.

［25］国家医学考试中心编.国家执业医师资格考试:临床医师实践技能应试指导.北京:中国协和医科大学出版社,2007.

［26］张增安.临床基本技能实训教程.杭州:浙江大学出版社,2010.

［27］唐家荣,陈义发,章汉旺.临床基本技能与操作.北京:人民卫生出版社,2010.

［28］王庭槐.临床技能模拟训练教程.北京:高等教育出版社,2010.

［29］郑思竞.系统解剖学.3版.北京:人民卫生出版社,1993.

［30］颐恒.国家执业医师资格考试临床实践技能辅导讲义.西安:第四军医大学出版社,2011.

［31］刘丰春.人体X线解剖学.北京:军事医学科技出版社,2008.

［32］朱元业,赵世鸿,刘志安.人体影像解剖学.上海:第二军医出版社,2007.

［33］刘树伟.断层解剖学.北京:人民卫生出版社,1998.

［34］姜树学,马述盛.断面解剖与 MRI、CT、ECT 对照图谱.沈阳:辽宁科学技术出版社,2006.

［35］王振宇,徐文坚.人体断面与影像解剖学.北京:人民卫生出版社,2010.

［36］吴恩惠.医学影像学.北京:人民卫生出版社,2003.

［37］杨海山.医学影像学.长春:吉林大学出版社,2005.

［38］韩询.人体 X 线解剖学.北京:军事医学科技出版社,1989.

［39］韩询.颅脑五官 CT 解剖学.青岛:青岛海洋大学出版社,1993.

［40］邵旭建.图表系统解剖学.北京:人民卫生出版社,2010.